AF395641

Dʳ Jean BONNIFAY

Interne des hôpitaux de Marseille

DU
DÉVELOPPEMENT
DE LA TÊTE

AU POINT DE VUE DE LA CÉPHALOMÉTRIE

DEPUIS LA NAISSANCE JUSQU'A L'AGE ADULTE

LYON

A.-H. STORCK, ÉDITEUR

1897

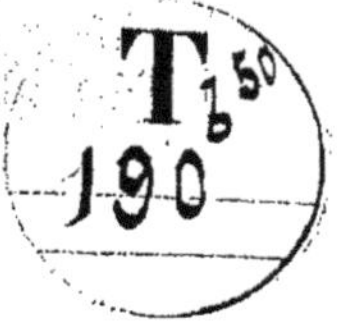

Dʳ Jean BONNIFAY
Interne des hôpitaux de Marseille

DU
DÉVELOPPEMENT
DE LA TÊTE

AU POINT DE VUE DE LA CÉPHALOMÉTRIE

DEPUIS LA NAISSANCE JUSQU'A L'AGE ADULTE

LYON

A.-H. STORCK, ÉDITEUR

1897

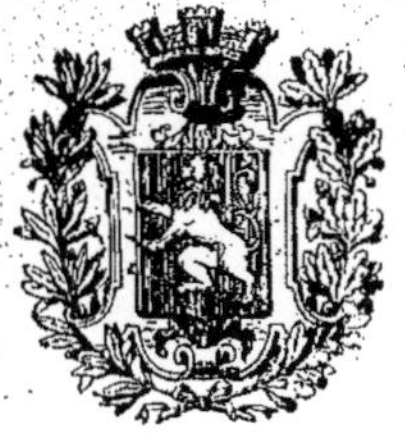

AVANT-PROPOS

Au moment de terminer nos études, le souvenir de ces
années laborieuses au cours desquelles il nous a été donné
de recueillir tant et de si savantes leçons, de nouer tant
et de si solides amitiés, vient se présenter à notre esprit
avec un charme nouveau, qui n'est pas exempt d'une cer-
taine tristesse.

Aux maîtres qui nous ont formé par leur enseignement,
aux camarades qui nous ont soutenu par leur exemple et
leur cordiale sympathie et que nous éprouvons le regret
de quitter sitôt, nous offrons ici l'hommage de notre
reconnaissante affection.

Au début de notre externat, M. le professeur Ville-
neuve, reportant sur le fils la vieille amitié qu'il avait
conservée pour le père, nous a reçu dans son service et a
dirigé nos premiers essais dans l'art de la chirurgie.

M. le professeur Arnaud, médecin des hôpitaux, a toujours été pour nous non seulement un maître éclairé, mais
un ami au dévouement duquel nous n'avons jamais fait
appel en vain.

MM. les Drs Poucel, Coste, Trastour, Gamel,

chirurgiens et médecins des hôpitaux, M. le professeur Queirel, professeur de clinique obstétricale, MM. les Drs Benet, Oddo et Brun, médecins et chirurgiens-adjoints des hôpitaux, nous ont toujours montré beaucoup de bienveillance et d'intérêt tandis que nous avons eu l'honneur d'être leur interne ou leur externe.

Que tous reçoivent ici nos plus vifs et nos plus sincères remerciements.

Que nos condisciples, que nos camarades d'externat et d'internat sachent bien que nous n'oublierons jamais les heures vécues en commun, et que ce souvenir sera toujours pour nous des plus doux.

Que M. le Dr Alezais, professeur suppléant d'anatomie, que M. le Dr Joseph Arnaud, médecin-adjoint des hôpitaux, nous permettent de leur rappeler ici quel prix nous avons toujours attaché à leur amitié et à leurs savants conseils.

M. le D^r d'Astros, dont nous avons salué avec joie la récente nomination à la chaire de clinique des maladies de l'enfance, a droit à toute notre gratitude pour la bonté avec laquelle il a bien voulu, pendant les deux semestres que nous avons passés dans son service, nous initier à ses travaux de laboratoire et nous aider de son expérience. C'est à son obligeance que nous devons l'idée première de l'étude que nous présentons aujourd'hui; c'est sous sa direction que nous l'avons poursuivie. Nous ne saurions trop le remercier de toutes les marques de sollicitude qu'il nous a prodiguées.

Que M. le professeur Lacassagne reçoive l'expression de notre vive reconnaissance pour le grand honneur qu'il nous a fait en acceptant la présidence de cette thèse.

INTRODUCTION

OBJET ET DIVISION DE CE TRAVAIL.

HISTORIQUE

Le but de ce modeste travail est d'établir, au moyen de mensurations aussi nombreuses et aussi exactes que possible les dimensions normales de la tête aux différents stades de son développement depuis la naissance jusqu'à l'âge adulte.

Nous devons, pour qu'on puisse attribuer à nos conclusions leur juste valeur, préciser ici les circonstances de milieu dans lesquelles nous avons opéré. C'est à Marseille, c'est-à-dire dans une grande ville dont la population est loin de représenter ce que les anthropologistes appellent une race pure, que se sont poursuivies ces études. Elles ont porté sur la population moyenne, soldats, population des écoles, des asiles et des crèches; mais surtout nous avons éliminé avec grand soin les malades; si parfois quelques-unes de nos mensurations ont été faites dans les hôpitaux, toujours nos sujets étaient atteints d'affections aiguës. Toute lésion chronique, le rachitisme même guéri, la syphilis héréditaire, la cachexie quelle qu'en fût la cause, nous étaient une raison suffisante pour exclure de notre statistique le sujet qui en était porteur.

Avant d'exposer les résultats auxquels nous sommes arrivé, il nous a paru nécessaire de présenter quelques considérations sur la morphologie du crâne, la physiologie de son évolution, et les divers procédés qu'on emploie pour le mesurer. Viennent ensuite les moyennes de la tête, moyennes que nous comparons à celles que divers auteurs ont fait connaître avant nous. De l'étude de ces moyennes se déduisent des considérations qui nous ont paru intéressantes sur le développement de la tête considéré en lui-même ou comparé à celui de la taille, sur la différence qui existe à ce point de vue entre les deux sexes, et sur les modifications de la forme de la tête au cours de la croissance.

Notre statistique est exclusivement personnelle ; c'est là, croyons-nous, son unique mérite. Nous ne saurions toutefois passer sous silence les noms et les travaux de ceux qui nous ont précédé dans l'étude de l'anthropométrie et de la céphalométrie.

De tout temps, la forme extérieure et les proportions du corps humain ont attiré l'attention des artistes et exercé leur sagacité. C'est à eux que revient l'honneur d'avoir les premiers, bien avant les médecins et les naturalistes, mesuré chaque partie de ce tout si complexe.

La longue et consciencieuse étude que Claude Audran a faite, le compas à la main, des plus belles statues de l'antiquité grecque démontre que leurs auteurs avaient, sur l'anatomie des formes, des données autrement précises que celles que peut fournir la seule inspection.

Les ouvrages d'Euphranor, écrits quatre cents ans avant Jésus-Christ, nous prouvent d'une façon encore plus formelle, si c'est nécessaire, que les sculpteurs de son temps savaient mesurer leurs modèles.

Vitruve, l'architecte d'Auguste, mesure très exactement la hauteur du corps humain et de ses différentes parties, et de ses mesures, il déduit des proportions fixes. De semblables mesures se retrouvent dans les ouvrages de Pline l'Ancien, témoignant l'intérêt qu'attachait l'antiquité à la connaissance physique du corps humain.

Plus tard, à l'aurore de la renaissance, ce sont encore des sculpteurs et des peintres, Giotto, Ghiberti, Dominique de Ghirlandajo, Alberti, qui se livrent à cette étude. Après eux, Léonard de Vinci et Albert Dürer, qui vivaient au XVIe siècle, l'un en Italie, l'autre en Allemagne, la poursuivent avec ardeur, autant en géomètres amoureux de précision qu'en artistes épris d'idéal. Ils ouvrent la voie aux Michel-Ange, aux Raphaël, à toute la brillante pléiade des peintres et des sculpteurs de la renaissance. Le résumé des connaissances acquises à cette époque se retrouve dans les ouvrages du célèbre Florentin Agnola Firenzuola, et en particulier dans son dialogue *Della belleza delle donne.* La hauteur de la tête y est le plus souvent prise pour unité ; parfois aussi c'est la hauteur du visage, du menton à la racine des cheveux, qui sert d'étalon pour mesurer le reste du corps.

Au XVIIIe siècle, Godefroy Schadow, né à Berlin (1764-1850), fait un pas de plus dans cette voie, et nous donne, non plus seulement des chiffres mesurés sur l'adulte, mais les proportions du nouveau-né et de l'enfant aux différentes époques de sa croissance.

Nous trouvons dans son ouvrage cette assertion, dont nous aurons plus tard à vérifier l'exactitude, « que la boîte du cerveau se développe lentement en comparaison du reste du corps ».

Nous ne saurions citer tous ceux qui ont écrit sur les proportions du corps humain. Donnons toutefois une mention aux artistes français qui ont apporté leur tribut à cette étude : Jean Cousin, né en 1530, tour à tour peintre et sculpteur ; Nicolas Poussin, peut-être moins connu pour ses œuvres littéraires que pour ses tableaux ; Henri Testelin, Hilaire Pader, du Grez, les frères Corneille, tous deux peintres et graveurs, Bouchardon, Jombert, Watelet, Bardou, et surtout Claude Audran. Ce dernier publia en 1683 sous le titre *Les Proportions du corps humain*, une étude très documentée et très exacte des statues de l'antique Grèce, mesurées au moyen du compas et du compas coudé. De semblables études ont été faites depuis par l'Anglais David Ramsay-Hay, et plus récemment par von Larisch.

Mais si les peintres et les sculpteurs ont admirablement connu l'harmonie des formes humaines, ils ont peu étudié la tête au point de vue de ses dimensions absolues. Ce qui les intéresse surtout dans cet organe, c'est sa hauteur qu'ils comparent à la hauteur de la taille.

C'est encore en grande partie à ce point de vue, semble-t-il, que la considère Quételet dans son ouvrage si savant et si consciencieux, qu'il intitule : « Anthropométrie, ou mesure des principales facultés de l'homme (1) ». Après quelques considérations générales

(1) Bruxelles, 1870.

sur l'anthropologie, son objet, ses méthodes, cet auteur
nous donne des tableaux très complets qui résument ses
nombreuses mensurations. Ses *tables de croissance*, qui
établissent la taille moyenne aux différents âges, sont
connues et appréciées partout. Mais ce qui l'est moins,
ce sont les innombrables détails sur lesquels s'est portée
l'attention de cet auteur. Il nous donne les dimensions
moyennes de soixante et douze régions différentes du
corps, prises non seulement chez l'adulte, mais chez
l'enfant et pendant toute la croissance, d'année en année.
Parmi ses moyennes, celles qui nous intéressent le plus,
au point de vue particulier où nous nous plaçons, sont
celles qu'il appelle : « diamètre antéro-postérieur »,
« diamètre par les tempes », « circonférence par les orbites ». Malheureusement, il ne nous indique pas le manuel
opératoire de ses mensurations, ni les points de repère
qu'il a choisis. Ses tables n'en sont pas moins précieuses
à consulter, et nous aurons plusieurs fois à les citer au
cours de ce travail.

Avant les travaux de Quételet, la tête avait déjà été
l'objet d'études plus spéciales.

Gall en 1823 avait appelé sur le cerveau et sa boîte
osseuse l'attention du monde savant, en faisant de cet
organe le siège des plus hautes facultés de l'homme,
comme il le démontre dans son ouvrage *Les Fonctions
du cerveau*.

En 1842, l'anatomiste suédois Retzius, publie à Stock-
holm un mémoire dans lequel il établit, entre autres
choses, que la caractéristique des races humaines ne doit
pas être recherchée dans la forme de la face, mais dans
celle du crâne ; et pour exprimer cette forme, il propose

le rapport du diamètrre transverse au diamètre antéro-
postérieur, ce que nous appellerons l'indice céphalique.

Mais le savant à qui la crâniométrie doit le plus est
sans contredit Broca ; c'est lui qui a su apporter dans
cette science la précision des mesures et l'exacte détermination des points de repère. Qu'il nous suffise de citer
ses mémoires d'Anthropologie (1), ses nombreuses communications à la Société d'Anthropologie de Paris,
s'espaçant de 1860 à 1875, et ses articles dans la Revue
d'Anthropologie qu'il a dirigée de 1872 à 1875.

Ce que Broca a fait pour le crâne, Alph. Bertillon l'a
fait pour la tête étudiée chez le vivant. Ses instructions
signalétiques publiées en 1883 sont un modèle de rigueur
et de précision. Citons aussi de lui une intéressante communication au congrès de Rome en 1885, dans laquelle
on trouve des vues originales sur l'anthropométrie.

Nous ne saurions passer sous silence les intéressantes
études de Collignon sur l'anthropologie de la France.
Cet auteur, dans une série de mémoires présentés à la
Société d'Anthropologie de Paris, parcourt successive-
ment en 1889 le département des Côtes du Nord, en
1894 la Dordogne, la Charente, la Corrèze, la Creuse et
la Haute-Vienne ; en 1895 il étudie les Basques et les
populations des Basses-Pyrénées, des Hautes-Pyrénées,
des Landes, de la Gironde, de la Charente-Inférieure et
de la Charente. De ses travaux ressort très nettement
l'influence de la race, du milieu, de la richesse ou de la
pauvreté du sol, du degré d'instruction, sur le dévelop-

(1) 2 Vol. chez Reinwald, Paris.

pement de l'individu, sa taille, le volume et la forme de sa tête.

Citons enfin parmi les œuvres de vulgarisation, l'*anthropologie* de Topinard, véritable manuel très complet, publié à Paris en 1879, et l'article Anthropologie du dictionnaire de Dechambre composé par Lagneau.

Tandis que le crâne et la tête de l'adulte étaient l'objet des études des anthropologistes, d'autres s'attachaient plus particulièrement à la connaissance du crâne du nouveau-né.

Déjà en 1870, E. Lecourtois dans sa thèse inaugurale nous avait donné un « Essai sur l'anatomie de la voûte du crâne pendant les périodes embryonnaire, fœtale et infantile ». Mais s'il insiste sur l'embryogénie et l'histologie, il passe rapidement sur la partie anthropologique.

Il était réservé aux accoucheurs, Baudeloque, Thouret, Pétrequin, Delore, Joulin, Champetier de Ribes, mais surtout à Budin, de nous faire connaître la tête fœtale dans ses dimensions. Dans son ouvrage *De la tête du fœtus au point de vue de l'obstétrique* (1), et dans une remarquable communication faite en 1882 à la Société d'anthropologie, cet auteur établit non seulement les dimensions normales de la tête chez le fœtus à terme, mais encore les modifications que l'acte obstétrical imprime à cette tête. Nous aurons à citer ses chiffres au cours de notre étude.

Parmi les nombreux travaux qui ont été publiés sur le développement proprement dit de la tête, nous citerons comme les plus importants :

(1) Paris 1876.

J. BONNIFAY.   2

La communication de Lecourtois, sur « la forme et le développement du crâne chez le nouveau-né », faite à la Société d'anthropologie de Paris en 1869; celle de Topinard, sur les variations de l'angle pariétal suivant les âges, et celle de Budin sur la forme des crânes au moment de la naissance et pendant la première semaine qui suit l'accouchement ; ces deux dernières communications ont été faites en 1876 à la même Société.

En 1878, Lacassagne et Cliquet démontrent, dans un article paru dans les *Annales d'hygiène publique*, l'influence du travail intellectuel sur le développement de la tête, et la continuation de la croissance jusque dans l'âge adulte.

Citons encore plus récemment les recherches de Paul Bernard, publiées dans les *Archives d'anthropologie* en 1887, sur les rapports du poids et de la taille avec l'âge.

A l'étranger, nous trouvons les travaux de Schaaffhausen de Bonn et de Welcker de Hall, ainsi qu'une très intéressante statistique de Gérald M. West, portant sur 3,250 enfants des écoles de Worcester.

Au point de vue pathologique, les documents les plus intéressants ne manquent pas. C'est le travail de Maupaté : *Recherches d'anthropologie criminelle chez l'enfant*, dans lequel nous trouvons 105 observations très curieuses et très complètes d'enfants pervers, avec la description très détaillée et les mensurations très exactes du crâne et de la face. Ce sont deux excellentes études de Renaut sur le crâne rachitique (1) et le crâne hydrocéphale (2).

(1) Thèse inaugurale, Paris, Steinheil 1888.
(2) *Revue des maladies de l'enfance*, décembre 1894.

Mais nous ne saurions citer les noms de tous ceux qui, à un point de vue ou à un autre, ont étudié la tête de l'homme. A cette liste déjà longue d'ouvrages de toute catégorie, nous ajoutons notre étude qui n'est ni un travail d'ensemble, ni une œuvre originale, mais qui se contente de refaire, dans des conditions différentes, ce que d'autres ont fait avant nous, heureux si nous pouvons apporter un modeste tribut au trésor de la science.

CHAPITRE PREMIER

Morphologie extérieure et Évolution du crâne

Depuis que Broca a le premier appliqué les mesures exactes à l'étude du corps humain, toutes les parties de cet organisme ont été passées en revue, et l'ensemble de ces études a donné naissance à l'anthropométrie dont l'ostéométrie est une des branches les plus importantes.

L'application de ces mesures à la tête porte le nom de crâniométrie quand elle étudie la boîte osseuse dépouillée de ses parties molles, et de céphalométrie quand elle s'adresse à la tête à l'état frais, considérée le plus souvent chez l'homme vivant.

La céphalométrie, forcément moins exacte que la crâniométrie, à cause des nombreuses causes d'erreur auxquelles elle est assujétie, ne laisse pas que de rendre de grands services. Elle seule permet de suivre l'évolution d'une tête donnée, et c'est à elle encore que le pathologiste devra s'adresser pour connaître les dimensions normales de la tête, et les comparer aux dimensions anormales dans les diverses maladies.

Mais si elle possède une légitime autonomie, la céphalométrie ne doit pas moins se laisser guider par la craniométrie, en particulier dans le choix de ses points de repère, et les résultats acquis par l'une et l'autre de ces deux méthodes doivent se compléter mutuellement.

Quelques détails d'anatomie sont ici nécessaires à connaître ; jetons d'abord un rapide coup d'œil sur la surface extérieure du crâne chez l'adulte, notons avec soin les détails qui pourront nous servir plus tard ; nous verrons ensuite quelles particularités il présente à la naissance et dans le cours de son évolution.

Le crâne sec, lorsqu'on en a détaché les os de la face, ressemble à un ovoïde irrégulier, un peu aplati de haut en bas, tournant en avant sa petite extrémité. Sa base, inaccessible à l'explorateur sur le vivant, offre pourtant à son pourtour quelques points intéressants pour l'anthropométrie : en avant sur la ligne médiane, à l'union du front et de la face, le point nasal, au milieu de l'articulation du frontal avec les os propres du nez ; immédiatement au-dessus, une petite saillie, la glabelle, qui n'est pourtant pas absolument constante, mais peut être remplacée par une dépression ; en arrière, toujours sur la ligne médiane, à l'union de la portion basilaire et de la portion écailleuse de l'occipital, la protubérance occipitale, plus ou moins saillante suivant les sujets et souvent appelée inion. On désigne sous le nom d'opisthion le rebord supérieur du trou occipital. Chez les sujets maigres, en déprimant fortement les parties molles, on peut arriver très près de ce point, mais on en reste toujours à une distance variable, ce qui lui enlève toute valeur à notre point de vue. Latéralement, de chaque côté de la glabelle, on peut suivre les deux crêtes sourcilières saillantes et arquées, surmontant de très près les rebords de l'orbite ou arcades orbitaires, et s'épaississant en dehors de l'orbite pour former les apophyses orbitaires externes. De même, de chaque côté de l'inion, se détache une crête saillante, servant à des insertions musculaires, la ligne courbe occipitale, qui vient finir à la base de l'apophyse mastoïde du temporal ; ces apophyses, orbitaires externes en avant et mastoïdes en arrière, marquent pour ainsi dire les quatre angles de la base du crâne, ou les quatre piliers sur lesquels va s'élever la voûte.

Celle-ci peut être divisée en deux moitiés symétriques par une ligne fictive reliant la glabelle à l'inion, et que nous appellerons ligne sagittale ; nous trouvons sur cette ligne la suture sagittale et les traces de la suture médio-frontale ; c'est encore sur cette ligne qu'on place le point sus-nasal au niveau du point le plus élevé des arcades sourcilières ; le point métopique un peu arbitrairement déterminé entre les deux bosses frontales ; le bregma à l'extrémité antérieure de la suture sagittale, le lambda à son extrémité postérieure. De chaque côté notons trois bosses principales plus ou moins prononcées selon les sujets : la bosse frontale, qu'un sillon peu profond sépare des saillies avoisinantes, la bosse pariétale au niveau de laquelle la tête atteint sa plus grande largeur, enfin la bosse occipitale. Entre la bosse frontale et la bosse pariétale se voit la suture coronale ou fronto-pariétale presque perpendiculaire à la sagittale ; entre les deux bosses pariétale et occipitale on trouve la suture lambdoïde qui descend obliquement en bas et en arrière.

La région de la voûte proprement dite est limitée latéralement par une ligne courbe à concavité inférieure, la ligne courbe temporale qui la sépare des fosses temporales. Cette ligne naît en avant sur la face externe de l'apophyse orbitaire externe, elle se dirige en haut et en arrière, puis directement en arrière pour s'infléchir enfin, et vient se terminer un peu en avant de l'apophyse mastoïde en se bifurquant au niveau du conduit auditif externe ; assez marquée en avant pour mériter le nom de crête, elle tend à s'effacer au niveau de la bosse pariétale, pour faire de nouveau saillie à son extrémité inférieure.

Un peu au-dessus de son origine, elle tend à se rapprocher de la ligne médiane pour s'en écarter de suite au niveau des bosses frontales, déterminant ainsi une sorte de rétrécissement transversal du front sur lequel nous aurons à revenir.

Au fond de la fosse temporale se voient les sutures qui réunissent entre eux le sphénoïde, le temporal, le pariétal et le frontal. Signalons, à la partie postéro-inférieure des fosses temporales, l'ouverture du conduit auditif externe, et, immédiatement en avant, l'apophyse zygomatique dirigée d'abord un peu en dehors, puis directement en avant, et qui va s'articuler avec les os de la face.

Tel est le crâne chez l'adulte. Mais au moment de la naissance il est loin de répondre à la description que nous venons d'en faire.

La base, en partie cartilagineuse, en partie osseuse, forme un tout compact et solide ; mais les os de la voûte, incomplètement ossifiés, sont encore séparés les uns des autres, et dans leurs intervalles il n'existe qu'une mem-

brane fibreuse, car l'ossification à la voûte du crâne ne
se fait pas, comme on le sait, aux dépens d'un cartilage,
mais directement dans l'épaisseur du tissu fibreux.

Les sutures constituées par cette membrane sont plus
ou moins larges, et aux points de réunion de plusieurs
sutures se trouvent de vastes espaces appelés fontanelles. La fontanelle la plus étendue et la plus accessible
est située au bregma : de ce point partent de larges
sutures que l'exploration de la tête permet de reconnaître
très aisément chez le nouveau-né : la suture sagittale en
arrière, en avant la médio-frontale, qui ne persiste que
dans sa partie supérieure, et de chaque côté les branches
de la coronale.

A son extrémité postérieure, la suture sagittale se continue avec les deux branches du lambda, formant en ce
point une fontanelle beaucoup plus petite que celle du
bregma ; à côté de ces deux fontanelles, dites fontanelles
principales à cause de leur importance au moment de la
parturition, nous en trouvons d'autres accessoires : la
fontanelle temporale ou ptérique à l'union de l'aile du sphénoïde avec le frontal, le pariétal et le temporal, rarement
assez prononcée pour être sensible au doigt à travers les
parties molles qui la couvrent ; et la fontanelle astérique
au-dessus de l'apophyse mastoïde, à l'union de l'occipital avec le pariétal et le temporal.

Les autres sutures, et en particulier celles qui unissent
l'occipital au temporal, sont beaucoup plus serrées.

Ces sutures se modifient très rapidement après la naissance ; à ce moment, par suite du travail de l'accouchement, la masse cérébrale est comme tassée, et les os sont
rapprochés les uns des autres ; non seulement la largeur

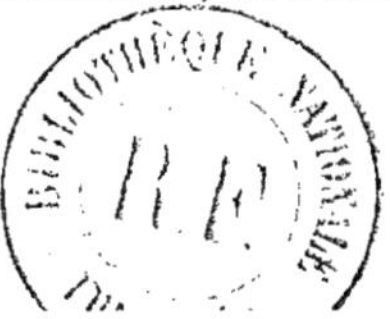

des sutures est diminuée, mais elles peuvent avoir complètement disparu, et l'on constate un véritable chevau-
chement des os ; en même temps on peut remarquer des
déformations du crâne : c'est, après la délivrance par le
sommet, le front fuyant et les bosses frontales aplaties ;
quand l'enfant est venu au monde par la face, on constate
au contraire la saillie considérable des bosses frontales et
l'affaissement de toute la région occipitale ; les dévia-
tions latérales viennent encore ajouter à ces déformations,
et les bosses sanguines ne sont pas faites pour les cor-
riger.

Certains auteurs ont prétendu que la base elle-même
participait à la déformation générale (1) ; mais, si cette
déformation existe, elle est si minime qu'on peut en pra-
tique ne pas en tenir compte.

Dans les jours qui suivent le travail, la tête revient peu
à peu à sa forme normale ; en même temps que les exsu-
dats se résorbent, on voit les os reprendre leur place et les
sutures et fontanelles reparaître.

Bientôt ce mouvement d'expansion s'accentue, au point
que l'observateur non prévenu peut croire au développement de l'hydrocéphalie. Cette expansion se fait dans
tous les sens, et s'accompagne de l'élargissement des
sutures ; Budin a trouvé à la fin de la première semaine
des sutures coronales de 7 millimètres de largeur et des
sutures sagittales de 14 millimètres (2). Pourtant le tra-

(1) Discussion à la Société d'Anthropologie (MM. Lecourtois, Dally et
Samson). *Bulletin de la Société d'Anthropologie de Paris*, t IV, année
1869, p. 720.

(2) Budin. Considérations sur la forme du crâne au moment de la naissance et pendant la première semaine qui suit l'accouchement. *Bulletin
de la Société Anthropologique de Paris.* tome XI, 2e série (1876), p. 553.

vail d'ossification qui se fait dans chaque os, du centre vers la périphérie, ne tarde pas à reprendre le dessus, et marchant plus vite que l'expansion céphalique, fait diminuer la largeur des espaces membraneux aux dépens desquels se fait l'ossification. Les os arrivent au contact et s'engrènent mutuellement, les sutures membraneuses disparaissent peu à peu, et en général de la base vers la voûte : la médio-frontale d'avant en arrière, la lambdoïde d'arrière en avant, la coronale de dehors en dedans ; la fontanelle lambdoïde disparaît rapidement, la bregmatique persiste plus longtemps, jusque vers quinze ou dix-huit mois pour certains auteurs, pour d'autres jusqu'à deux ans.

Mais les sutures, qui ont disparu en tant qu'intervalles membraneux, persistent quant à la fonction d'accroissement ; les os sont accolés, engrenés, mais non soudés, et c'est par leurs points de contact, points où persiste une trame fibreuse, que se fera le développement ultérieur. Il est admis que ce développement se poursuit aussi longtemps que persiste une suture fibreuse ; mais à partir d'un certain âge ce développement devient très lent et presque insensible ; certains auteurs le nient chez l'adulte ; Quételet croit qu'il est achevé à trente ans ; Malgaigne admet, mais sans preuves bien fermes, qu'il se poursuit jusqu'à quarante ans.

Il faut bien admettre qu'une foule de facteurs interviennent pour faire varier l'époque de l'arrêt définitif du développement crânien. Citons en particulier la race, le milieu social, le degré de culture intellectuelle.

La synostose ou soudure définitive, qui termine la période ostéo-suturale et marque le commencement de la période sénile, survient beaucoup plus tard chez les races blanches que chez les nègres et même chez les Arabes, chez qui elle commencerait aux environs de la vingtième année. La marche même de cette synostose diffère : d'après Gratiolet, elle va d'avant en arrière chez les races inférieures et d'arrière en avant chez les supépérieures. Pommerol est arrivé à des conclusions différentes et l'a vue partir presque toujours du milieu de la suture sagittale, et s'étendre de là en avant et en arrière.

Les recherches de Lacassagne et Cliquet, publiées dans les *Annales d'hygiène publique* en 1878, tendent à montrer que le travail intellectuel peut intervenir pour prolonger la période de croissance du crâne et retarder la synostose.

Quoi qu'il en soit, cette synostose se fait en moyenne, dans nos pays, ainsi qu'il résulte des recherches de Ribbe portant sur deux mille deux cents crânes, entre vingt-cinq et soixante ans, en moyenne vers quarante-cinq ans ; elle n'est complète qu'à soixante-quinze ou quatre-vingt ans.

D'autres facteurs assessoires viennent encore modifier l'évolution du crâne. Le principal est le développement des sinus, qui commence dans l'enfance et se poursuit jusqu'après la puberté.

Enfin, on trouve certaines causes accidentelles, certaines malformations ethniques dues à des habitudes locales, celle par exemple de comprimer la tête des enfants. Mais ces malformations accidentelles, comme du reste les arrêts et les vices de développement, sortent du cadre de ce travail, et appartiennent plutôt à la pathologie ou à la tératologie.

CHAPITRE II

Considérant, ainsi que nous l'avons fait, le crâne comme un ovoïde irrégulier, nous pouvons appliquer à son étude deux ordres de mensurations : le compas d'épaisseur nous renseignera sur ses dimensions prises en ligne droite d'un point à un autre ; le ruban métrique nous donnera la longueur des diverses courbes qu'on peut décrire à sa surface. Nous désignerons du nom de « diamètres » les mesures prises d'après la première méthode ; nous appellerons les autres « circonférences » sans attribuer à ces mots la rigueur de leur sens géométrique.

Il semble tout d'abord que la connaissance des diamètres soit beaucoup plus intéressante que celle des circonférences ; mais si l'on tient compte des variations de forme de la tête d'un sujet à un autre, on voit que la longueur de chaque diamètre n'est nullement en rapport avec le volume du crâne. Une tête très allongée, mais étroite, pourra nous sembler petite si nous ne considérons que son diamètre transversal, et au contraire très grosse, si nous la mesurons d'arrière en avant ; il faut donc, autant que possible, compléter les uns par les autres les différents modes de mensuration, sans en négliger aucun.

Les diamètres du crâne peuvent être pris dans les trois dimensions principales, en longueur, en largeur et en hauteur. Nous n'insisterons pas sur les diamètres verticaux qui ne peuvent nous servir, puisqu'ils ne sauraient être mesurés sur le vivant, la région de la base étant inaccessible.

Dans le sens de la longueur, deux diamètres nous intéressent : celui qui mesure le grand axe de l'ovoïde, et celui qui réunit les deux points extrêmes de la base, la glabelle et l'inion. Quelquefois ces deux diamètres se superposent, et l'inio-nasal est en même temps l'antéro-postérieur maximum. Le plus souvent, chez l'adulte, ce dernier diamètre partant de la glabelle va aboutir un peu au-dessus de la protubérance occipitale externe. Chez l'enfant, sauf lorsqu'on mesure immédiatement après l'accouchement par le sommet, nous avons presque toujours vu la plus grande dimension antéro-postérieure aller du point métopique en un point très voisin de l'inion. Cette particularité tient à l'absence de développement des sinus frontaux. C'est depuis la fin de la première quinzaine jusque vers l'âge de quatre ou cinq ans qu'elle se présente le plus régulièrement ; du reste la différence n'est jamais bien considérable, et ne dépasse jamais cinq millimètres, oscillant d'habitude aux environs de deux ou trois.

Les dimensions désignées par les accoucheurs sous le nom de diamètres sous-occipito-bregmatique, sous-mento-bregmatique ne sauraient nous arrêter ici ; importants pour la dynamique de l'accouchement, ils ne nous apportent aucun renseignement sur le volume et le degré de développement de la tête.

Parmi les différents diamètres transverses, le plus important est sans contredit le transverse maximum qui marque la plus grande largeur de la tête. Il se trouve, comme nous l'avons dit plus haut, au niveau des bosses pariétales, au-dessus et un peu en arrière des oreilles : pour le mesurer sur le vivant, on place les deux pointes du compas d'épaisseur sur les deux bosses pariétales, puis on fait mouvoir l'instrument dans les différents sens, en ayant soin de le maintenir horizontal et de ne pas laisser son axe sortir du plan sagittal. On suit de l'œil l'écartement des branches sur l'échelle graduée, et on note la plus grande largeur.

Le diamètre bi-auriculaire, mesuré au niveau du conduit auditif externe, et le bi-temporal, ne donnent pour la céphalométrie que des renseignements faussés par l'épaisseur des parties molles à leur niveau. Le bi-zygomatique, mesuré à la base des apophyses de ce nom, varie davantage avec les dimensions de la face qu'avec celles du crâne. Enfin le frontal minimum, pris d'une crête temporale à l'autre au point où ces deux lignes se rapprochent le plus, nous instruit plus sur la forme que sur les dimensions de la tête.

Les trois principales courbes que l'on peut mesurer sur le crâne sont : la circonférence horizontale qui passe par les extrémités des diamètres antéro-postérieur maximum et transverse maximum ; la circonférence sagittale qui, suivant à la voûte la ligne sagittale de la glabelle à l'inion, revient par le milieu de la base crânienne jusqu'à son point de départ ; enfin la circonférence transversale dans le plan perpendiculaire au grand axe de l'ovoïde crânien.

Seule la première de ces trois courbes peut être mesurée entièrement chez le sujet vivant : on devra, après avoir déterminé par le compas le diamètre antéro-postérieur avec son extrémité fixe en avant à la glabelle, et son extrémité mobile en arrière, placer le ruban métrique de telle sorte qu'il passe par ces deux points. Ainsi disposé, il embrasse les deux bosses pariétales, à peu près exactement au niveau de leur plus grande largeur ; il coupe la fosse temporale et vient aborder le front précisément au point le plus rétréci, où se mesure le frontal minimum ; il passe enfin entre les bosses frontales et les crêtes sourcilières.

Cette circonférence est sensiblement horizontale dans la position habituelle de la tête ; c'est aussi la plus grande de toutes. Chez l'enfant, chez qui les bosses frontales sont plus saillantes que chez l'adulte, et dont le diamètre antéro-postérieur a son extrémité antérieure reportée plus haut, il semble que la plus grande circonférence doive entourer les bosses frontales. Il en est ainsi quelquefois dans le cours de la première année, mais jamais à la naissance. Cette disposition, quand elle existe, ne persiste pas longtemps, du moins chez les enfants normaux, car nous ne l'avons jamais rencontrée au-dessus de deux ans.

La plupart des auteurs divisent la circonférence horizontale en deux parties, antérieure et postérieure, par un plan qui passerait par le bregma et les conduits auditifs externes. Cette distinction, facile à faire sur le crâne sec, perd beaucoup de sa précision et devient un peu

arbitraire lorsqu'on opère sur le vivant, à cause de la dif-
ficulté de déterminer le bregma, même à l'aide d'ins-
truments spéciaux, tels que l'équerre flexible, imaginée à
cet effet.

Les autres courbes, si elle ne peuvent être mesurées
dans toute leur étendue, peuvent l'être du moins en partie.
La circonférence sagittale est facile à explorer de la gla-
gelle à l'inion, et même pour certains auteurs jusqu'à
l'opisthion. Mais il est nécessaire, pour approcher de ce
dernier point, de déprimer des parties molles dont
l'épaisseur et la résistance varient suivant les sujets.

Parmi les diverses circonférences transversales, la plus
communément étudiée est celle qui va d'un conduit auditif externe à l'autre en passant par le bregma. La diffi-
culté de fixer la situation exacte de ce dernier point
enlève à cette courbe une partie de sa valeur. Faisons
remarquer de plus qu'elle n'est pas la plus grande des
courbes transversales ; celle-ci devrait passer au niveau
des bosses pariétales et son point de repère inférieur
serait fourni par l'apophyse mastoïde ; mais l'inégal
développement de cette dernière apophyse rendrait la
détermination de cette courbe encore plus arbitraire
que celle de la bi-auriculaire.

A côté des renseignements que ces diverses mesures
nous fournissent sur le volume absolu de la tête, elles
nous donnent par leur comparaison une idée de sa forme.
Il est des têtes larges et courtes ; il en est d'autres
allongées ; les unes sont très élevées et rétrécies trans-
versalement ; les autres sont plus larges que hautes ;
mais ces notions ne sauraient avoir de valeur scientifique rigoureuse que si nous pouvons les exprimer

par des chiffres. C'est ce qu'on fait au moyen des indices
ou rapports exacts entre les divers diamètres : le rapport
du diamètre antéro-postérieur nous donnera l'indice
céphalique horizontal, simplement appelé indice céphalique ; en comparant le diamètre vertical et le diamètre
antéro-postérieur, nous aurons l'indice céphalique vertical. Le diamètre transverse et le diamètre vertical nous
donnent à leur tour l'indice transversal de la tête.

Chacun de ces indices montre la forme d'une des principales circonférences des crânes : indice horizontal et
circonférence horizontale ; indice vertical et circonférence
sagittale ; indice transversal et circonférence transversale. D'autres indices ont été imaginés pour rendre appré-
ciables les irrégularités d'une même circonférence. C'est
ainsi que le rapport du diamètre frontal minimum au
diamètre transverse maximum, connu sous le nom d'indice frontal, nous fait voir à quel point la tête se rétrécit
à son extrémité antérieure.

D'une façon générale, pour calculer un indice, on mul-
tiplie par 100 la longueur du plus petit des deux diamètres, et on divise le produit par la longueur du plus
grand. Ainsi, par exemple, l'indice céphalique horizontal
sera donné par la formule suivante :

$$\frac{\textit{Diam. transv. max.} \times 100}{\textit{Diam. ant. post.}}$$

Cet indice, le plus important de tous en anthropologie,
a permis de classer les têtes au point de vue de leur
forme en têtes courtes ou brachycéphales, et têtes allongées ou dolichocéphales. Entre ces deux extrêmes, Broca

range les mésaticéphales et crée de plus deux subdivisions.

Voici sa classification (1) avec les chiffres qui servent
de limite aux différentes subdivisions :

Dolichocéphales.	75.00 et au-dessous
Sous-dolichocéphales	77.01 à 77.77
Mésaticéphales	77.78 à 80.00
Sous-brachycéphales	80.01 à 83.33
Brachycéphales	83.34 et au-dessus.

Les chiffres extrêmes observés sont de 62, 62, et 92, 77
chez les adultes.

Tous ces divers indices ne peuvent pas être trans-
portés de la crâniométrie à la céphalométrie.

Il faut renoncer à tous ceux qui supposent la connaissance du diamètre vertical ; les autres doivent subir
certaines modifications. C'est ainsi que l'indice céphalique mesuré sur le vivant est notablement supérieur
à celui que donne l'examen du crâne sec. Cela tient à ce
que le diamètre transverse étant plus court est relativement plus modifié par l'épaisseur des parties molles que
le diamètre antéro-postérieur.

La règle générale, d'après Broca, est qu'il faut retran-
cher deux unités de l'indice céphalique chez le vivant
pour avoir approximativement celui du crâne.

En commençant ce travail, notre premier soin a dû
être de faire un choix parmi toutes les mesures possibles ;
et d'abandonner non seulement celles qui exigent l'exploration de la base et ne sont pas de mise en céphalométrie,
mais encore celles que l'épaisseur des parties molles ou le

____

(1) Topinard. — *Anthropologie*, p. 242.

peu de netteté des points de repère osseux rendent forcé-,
ment inexactes.

Le bregma, par exemple, est fort difficile à déterminer
sur le vivant; aussi, malgré l'intérêt que présenterait cette
recherche, avons-nous renoncé à mesurer séparément les
deux parties de la circonférence horizontale, et à établir
à chaque âge de la vie le rapport entre le crâne antérieur
et le crâne postérieur; les tentatives que nous avons
faites à ce point de vue nous ont donné des résultats
complètement discordants, et où l'arbitraire avait trop de
part.

Après quelques tâtonnements, nous avons cru devoir
nous arrêter aux mesures suivantes :

1º Circonférence horizontale, telle que nous l'avons
définie;

2º Demi-circonférence transversale, prise du rebord
supérieur d'un conduit auditif externe à l'autre, en faisant
passer le ruban métrique dans la dépression qui sépare
les bosses frontales et pariétales ; cette courbe passe à
une très petite distance du bregma;

3º Demi-circonférence antéro-postérieure, de la glabelle à l'inion;

4º Diamètre transverse maximum, mesuré comme il a
été dit plus haut;

5º Diamètre antéro-postérieur, toujours pris de la
glabelle comme point de repère antérieur, même chez les
enfants, chez qui on aurait pu trouver un diamètre un
peu plus grand en partant du point métopique;

6º Enfin nous avons calculé l'indice céphalique horizontal.

Nous avons de plus noté exactement la taille chez tous les sujets. Nous verrons, en effet, qu'on peut, jusqu'à un certain point, établir un parallèle entre le développement de la tête et celui du corps.

Ces mesures que nous avons adoptées ne sont pas, il faut bien le dire, à l'abri de toute cause d'erreur. Il faut tenir compte d'abord de l'épaisseur des parties molles, qui varie d'un sujet à l'autre. En second lieu, l'indocilité des enfants peut souvent intervenir pour fausser les résultats : les branches du compas demandent à être appliquées toujours avec la même pression, ce qui est difficile chez un enfant qui se débat. Il en est de même du ruban métrique qui peut être plus ou moins serré.

La présence des cheveux n'est pas sans influence, même lorsqu'ils sont tenus très courts. C'est là la raison qui nous a fait bannir de notre statistique les fillettes au-dessus de six ans. Enfin certaines anomalies ont pu nous échapper dans l'examen forcément rapide et sommaire de chacun des enfants qui nous étaient présentés. Nous nous sommes attaché surtout, dans cet examen, à déceler le rachitisme et les malformations crâniennes.

Ces différentes causes d'erreur sont, croyons-nous, réduites au minimum par le soin que nous avons pris, en établissant nos moyennes, d'éliminer tous les cas dans lesquels une dimension s'écartait des dimensions habituelles, au point qu'une erreur de technique ou une difformité passée inaperçue pouvait seule expliquer cet écart. Quant aux erreurs minimes, elles se corrigent mutuellement grâce au nombre des mensurations pratiquées.

CHAPITRE III

DIMENSIONS MOYENNES DE LA TÊTE

La statistique que nous présentons ici porte sur 1093 sujets dont l'âge va de quelques jours à vingt-quatre ans; les enfants en bas âge ont été pris dans les services d'accouchement des hôpitaux de Marseille, et parmi les enfants assistés des Bouches-du-Rhône. Les crèches et les asiles nous ont fourni leur contingent d'enfants de deux à cinq ans ; de six à dix-sept, les diverses écoles se sont ouvertes devant nous ; enfin, nous avons trouvé parmi les soldats les sujets de vingt-deux à vingt-quatre ans. En dehors de ces éléments importants, d'autres accessoires, nous ont été fournis par le hasard des consultations hospitalières.

Mais dans tous les cas, nous avons éliminé avec le plus grand soin tous les individus présentant du côté du système osseux, et particulièrement du côté du crâne, quelque chose d'anormal ; tous les rachitiques, même guéris depuis longtemps et ne présentant plus que des traces de leur ancienne affection, ont été de la sorte écartés.

Le classement des sujets d'après leur âge a été tout d'abord pratiqué ; en raison du rapide développement de la tête dans le cours de la première année, nous avons dû, au risque de voir nos moyennes reposer sur un nombre un peu restreint d'observations, diviser cette première année en quatre séries : la première, de la naissance à la fin de la première quinzaine, comprend des nouveau-nés, le plus souvent mesurés du deuxième au dixième jour après la naissance.

La deuxième série va de quinze jours à deux mois.

La troisième, de six mois à quatre mois.

La quatrième, de six mois à un an.

A partir d'un an, nous avons classé nos observations année par année jusqu'à quatorze ans. De quatorze à dix-sept ans, nous n'avons donné qu'une seule moyenne ; de même nous avons réuni tous les sujets de vingt-deux à vingt-quatre ans, négligeant à dessein cette période intermédiaire pendant laquelle, à en juger par ses deux extrêmes, la tête se développe fort lentement.

Après avoir mesuré rigoureusement, puis classé nos observations, il restait à déduire les moyennes. Deux méthodes s'offraient à nous : l'une, plus mathématique, consiste à additionner tous les chiffres et à diviser le total par le nombre des cas ; l'autre, plus exacte malgré la forme, se contente de compter pour chaque dimension les cas où cette dimension est exprimée par le même chiffre ; on forme ainsi des groupes plus ou moins nombreux ; les dimensions extrêmes comptant un ou deux cas seulement, tandis qu'au centre, des groupes compacts indiquent la véritable moyenne de cette dimension. C'est cette méthode que paraît avoir suivie Quételet. Elle offre l'avantage de montrer si les chiffres sur lesquels on opère forment un groupe naturel, ou si le hasard seul préside à leur distribution.

Nous avons suivi la première méthode, qui répond mieux à l'esprit scientifique français ; nous en donnons le résultat dans le tableau n° 1, mais nous en vérifierons l'exactitude, au moins en partie, dans notre classement par taille.

(Voir le tableau ci-contre)

J. BONNIFAY.　　　　　　　　　　　　　　　　　5

Tableau 1. Dimensions moyennes de la tête aux différents âges

Nombre de cas	Age	Taille	Circonférence horizontale	Demi-circonférence transversale	Demi-circonférence antéro-postérieure	Diamètre transverse	Diamètre antéro-postérieur	Indice céphalique
59	Naissance à 15 jours	49^{mm}50	343^{mm}9	213^{mm}1	212^{mm}5	93^{mm}4	116^{mm}3	80.44
25	15 jours à 2 mois	55.1	368.7	223.2	228.6	99.1	126.3	78.20
18	3 mois à 4 mois	58.7	388.8	245.5	246.1	106.»	132.7	79.93
21	6 mois à 1 an	66.09	429.8	265.8	267.2	118.2	145.4	81.83
35	1 an à 2 ans	74.8	459.7	285.5	284.6	129.3	154.3	83.95
44	2 ans à 3 —	83.»	473.5	294.3	296.6	133.3	161.9	83.»
80	3 — à 4 —	91.9	487.4	304.»	308.1	136.3	166.2	83.32
78	4 — à 5 —	95.7	495.7	308.7	308.4	138.»	169.9	81.49
112	5 — à 6 —	101.2	497.8	311.1	310.4	140.4	171.»	81.95
86	6 — à 7 —	106.8	504.4	315.2	313.2	141.1	172.8	81.73
64	7 — à 8 —	115.3	511.6	319.2	317.8	143.7	175.2	82.13
54	8 — à 9 —	119.»	514.1	321.9	319.7	144.3	176.1	81.91
78	9 — à 10 —	124.4	514.7	319.6	320.5	144.2	176.4	81.72
59	10 — à 11 —	129.8	519.8	326.1	323.5	146.6	177.1	82.90
84	11 — à 12 —	135.»	521.1	324.5	322.7	145.7	177.5	82.»
59	12 — à 13 —	139.1	529.7	328.7	325.9	147.8	180.1	82.35
44	13 — à 14 —	143.3	533.1	331.»	324.9	148.5	1 8.»	82.47
49	14 — à 17 —	159.5	540.8	339.6	332.8	152.2	182.4	83.27
50	22 — à 24 —	164.3	549.1	338.1	335.7	153.2	185.6	82.42

Il est intéressant, avant d'aller plus loin, de comparer les chiffres que nous avons obtenus avec ceux que nous fournissent les tables de croissance de Quételet. On sait que le savant belge a fait surtout l'étude de la taille; mais aucune partie du corps n'a échappé à ses investigations et voici, d'après son ouvrage (1), la taille et la circonférence moyenne de la tête prise au niveau des orbites depuis la naissance jusqu'à vingt ans chez l'homme :

Age	Taille chez l'homme	Circonférence moyenne de la tête
à la naissance :	50^{cm}	335^{mm}
1 an	69.8	440
2 —	79.1	471
3 —	86.4	486
4 —	92.8	496
5 —	98.8	503
6 —	104.9	508
7 —	110.6	513
8 —	116.2	519
9 —	121.9	523
10 —	127.5	527
11 —	133	531
12 —	138.5	535
13 —	143.9	539
14 —	149.3	543
15 —	154.6	547
16 —	159.4	551
17 —	163.4	555
18 —	165.8	564
20 —	167.4	564

(1) Quételet. — *Anthropométrie*. Bruxelles, 1870.

Par le rapprochement de ces deux séries de chiffres nous voyons que la taille moyenne paraît être chez nous constamment supérieure à la moyenne trouvée en Belgique ; mais la différence n'excède jamais deux centimètres, chiffre presque négligeable quand il s'agit de la stature humaine, puisque, d'après M. Alphonse Bertillon (1), dans l'évaluation de la taille l'erreur peut aller jusqu'à deux centimètres.

En ce qui concerne la circonférence de la tête, nous donnons encore, pour les premières années, des moyennes plus élevées que celles de Quételet. Mais à partir de la quatrième année, ce sont les chiffres de cet auteur qui l'emportent sur les nôtres.

Ici les différences sont relativement plus considérables que pour la taille, puisqu'elles vont jusqu'à un centimètre en plus ou en moins. Mais l'explication de ces différences nous échappe, d'autant plus que nous ne connaissons pas exactement la manière de procéder de Quételet.

Nous aurions voulu comparer encore nos statistiques à celles que nous offrent les Drs Pagliani de Turin et Bowditch de Boston et à celles que Paul Bernard a entreprises sous la direction du Dr Lacassagne et dont les résultats sont publiés dans les *Archives d'anthropologie criminelle de 1887* ; mais ces auteurs s'occupent exclusivement de la taille et du poids, et nullement du volume de la tête.

Si le chiffre que nous donnons pour la circonférence horizontale moyenne chez l'adulte est inférieur à celui que donne Quételet, faisons remarquer qu'il reste encore

(1) Alphonse Bertillon. — Communication au Congrès de Rome de 1885. Séance du 22 novembre.

notablement au-dessus de celui que nous trouvons dans l'ouvrage de Topinard (1). Cet auteur, chez 77 Parisiens contemporains a trouvé un tour de tête de 525 mill. 6 et 524 mill. 6 chez 43 Auvergnats.

En ce qui concerne la tête au moment de la naissance, nous avons encore à constater un écart difficilement explicable entre nos résultats et ceux d'un des auteurs les plus compétents en cette matière. Budin, dans sa communication à la *Société d'anthropologie* (2), donne le poids et la circonférence crânienne chez 52 nouveau-nés ; nous ne saurions reproduire ici toute sa statistique : en voici la conclusion.

de 2k500 à 3k000,	tour de tête	367mm chez les filles	—	380mm chez les garçons	
de 3k000 à 3k500.	—	382mm	—	388mm	—
de 3k500 à 4k000,	—	387mm	—	401mm	—

La circonférence augmente avec le poids de l'enfant, mais moins vite que celui-ci. A poids égal, elle est toujours un peu plus élevée chez les garçons que chez les filles.

Le minimum de circonférence horizontale observé par cet auteur est de 350 millimètres, chiffre encore supérieur à notre moyenne. On peut faire remarquer peut-être que les enfants mesurés par Budin ont des poids au-dessus de la normale, puisque 20 sur 52 pèsent de 3 kil. 500 à 4 kil. 500. Mais même quand nous avons eu affaire à des enfants aussi bien nourris, nos chiffres n'approchaient

(1) Topinard. — *Anthropologie*, Paris 1879. Reinwald et Cie éditeurs.
(2) *Bull. Soc. d'anthrop* t. V, 2e série, 1882, p. 138.

nullement de ceux de Budin, et le plus grand tour de tête que nous ayons trouvé est de 361 millimètres, chez un enfant de 52 centimètres de taille, pesant 4 kilos. Sans contredire les conclusions de cet auteur, nous croyons que de nouvelles recherches sont nécessaires, et qu'elles doivent être poursuivies dans différents milieux et différentes localités. Nous avions cru nous-même à une erreur dans nos premières mensurations, quand nous avons constaté de pareilles divergences ; après avoir recommencé alors de nouvelles séries, recherchant s'il n'y avait pas, au-dessus ou au-dessous de notre circonférence idéale, une autre circonférence plus grande ; nous n'en avons pas trouvé et nos dernières mesures ont confirmé complètement le résultat des premières.

L'étude comparative des diamètres que nous avons trouvés avec ceux que nous fournit l'ouvrage de Quételet ne manquerait pas d'intérêt si cet auteur nous avait fait connaître ses points de repère. Donnons toutefois les chiffres que nous fournit son anthropométrie. Nous y verrons que son diamètre antéro-postérieur est constamment supérieur au nôtre, et que la différence est à peu près constante, de 4 millimètres environ.

Son diamètre par les tempes, supérieur à la naissance à notre diamètre transverse maximum, lui est ensuite à peu près égal.

Diamètre de la tête aux différents âges chez les garçons, d'après Quétele

Ages	D.A.P.	D. par les temps
Naissance. . . .	120^{mm}	100^{mm}
1 an	158	127
2 —	168	135
3 —	171	137
4 —	174	138
5 —	176	139
6 —	178	140
7 —	179	142
8 —	180	143
9 —	181	144
10 —	182	145
11 —	183	146
12 —	184	147
13 —	185	147
14 —	186	148
15 —	186	149
16 —	187	150
17 —	188	151
18 —	189	152
20 —	191	153

CHAPITRE IV

ÉVOLUTION GÉNÉRALE DE LA TÊTE

Considérons maintenant en elle-même la statistique présentée dans le tableau n° 1.

Jusqu'à l'âge de neuf ans, nous voyons toutes les dimensions de la tête croître régulièrement. Mais à partir de cet âge, certaines de ces dimensions subissent des irrégularités. Seule la circonférence horizontale suit jusqu'à l'âge adulte une progression croissante.

Cette courbe paraît être, de toutes les mensurations prises sur la tête, celle qui échappe le plus complètement aux variations individuelles de forme, et traduit le plus fidèlement l'augmentation de volume du crâne. Ce fait explique la préférence de la plupart des auteurs pour cette courbe, bien que les diamètres soient susceptibles d'être mesurés plus exactement.

Il ne faut pas croire pourtant que même pour la circonférence horizontale l'augmentation soit égale chaque année. Cette augmentation est bien moins régulière que celle de la taille.

Celle-ci s'accroît de :

25 centimètres dans le cours de la 1re année.

8   —   par an de...... 1 à 4 ans.
5   —   — de...... 4 à 12 ans.
4   —   — de....... 13 à 16 ans.

Pour la circonférence horizontale nous constatons une augmentation de :

115^{mm}8 pendant la 1re année
13 8 — 2e —
13 9 — 3e —
8 3 — 4e —
2 1 — 5e —
6 6 — 6e —
7 2 — 7e —
2 5 — 8e —
0 6 — 9e —
1 3 — 10e —
8 6 — 11e —
3 4 — 12e —
3 8 — 13e —
2 5 pour chacune des 14e, 15e et 16e année.

Il semble, d'après ce tableau, que l'accroissement de la tête se fasse en trois périodes, la première allant de la naissance à quatre ans, la deuxième de six à huit ans, la troisième vers onze, douze et treize ans ; ces périodes sont séparées par des intervalles d'arrêt relatif.

Elles sont elles-mêmes fort inégales, la première étant de beaucoup la plus active.

Nous donnons dans le tracé graphique ci-joint les courbes représentant le développement de la taille et celui de la circonférence horizontale de la tête d'abord pendant la première année, puis d'année en année de un à quinze ans, et enfin de quinze à vingt et un ans.

Taille | Tête | Première année | 1 2 3 4 5 6 7 8 9 10 11 12 13 14 15 21

Cent. 170ᵐ | Cent. 85ᵐ
160ᵉᵐᵉ | 80ᵉᵐᵉ
150ᵉᵐᵉ | 75ᵉᵐᵉ
140ᵉᵐᵉ | 70ᵉᵐᵉ
130ᵉᵐᵉ | 65ᵉᵐᵉ
120ᵉᵐᵉ | 60ᵉᵐᵉ
110ᵉᵐᵉ | 55ᵉᵐᵉ
100ᵉᵐᵉ | 50ᵉᵐᵉ
90ᵉᵐᵉ | 45ᵉᵐᵉ
80ᵉᵐᵉ | 40ᵉᵐᵉ
70ᵉᵐᵉ | 35ᵉᵐᵉ
60ᵉᵐᵉ | 30ᵉᵐᵉ
50ᵉᵐᵉ | 25ᵉᵐᵉ

naissance
2 mois
3 mois
6 mois

Taille
x - x - x - Circonférence horizontale de la tête

L'étude de ce tracé montre que la tête croît d'abord très vite, mais que la croissance se ralentit beaucoup plus tôt que celle de la taille. D'une façon absolue, à toutes les périodes de la vie, à partir de la naissance, le développement de la tête se fait plus lentement que celui de la taille, même pendant les premiers mois :

Tandis que dans le cours du premier trimestre, le corps gagne plus d'un sixième de sa longueur primitive, nous voyons la circonférence horizontale et les diamètres ne croître que d'un septième.

A la fin de la première année, la taille a crû de plus de la moitié ; les dimensions de la tête n'ont guère qu'un tiers en plus, et même le diamètre antéro-postérieur n'arrive pas à cette proportion.

S'il en est aussi pendant l'enfance, qui est l'époque de la plus grande activité dans l'accroissement de la tête, à plus forte raison en sera-t-il de même plus tard. A partir de quatre ans, la courbe s'infléchit fortement, et malgré les deux petites poussées que nous avons signalées vers sept ans et à la puberté, cette courbe tend à se rapprocher de plus en plus de l'horizontale sans cesser pourtant de progresser jusqu'à vingt et un ans, alors que la courbe de la taille continue à s'élever plus rapidement.

Il en est ainsi du moins pour les garçons ; nous avons dit pour quelle raison nous ne donnons pas ici le développement de la tête chez les filles au-dessus de six ans. D'après les quelques chiffres que nous avons recueillis au-dessous de cet âge, il nous est permis de conclure que, pendant l'enfance, les mêmes lois régissent le développement de la taille et de la tête dans les deux sexes, sauf un léger excès de la valeur absolue de toutes les dimensions chez les garçons.

Voici en effet les chiffres que nous avons trouvés pour la taille et la circonférence horizontale des filles et des garçons pendant ces six premières années :

AGE	GARÇONS		FILLES	
	Taille	Circonférence horizontale	Taille	Circonférence horizontale
Naissance	49ᵒᵐ47	348ᵐᵐ 4	49ᵒᵐ 8	346ᵐᵐ 2
De 15 jours à 2 mois.	56 »	369. »	54. 08	368. 3
A 3 mois	59. 5	397. 7	57. 1	371. 1
De 6 mois à 1 an . .	66. 1	436. »	66. »	420. »
De 1 an à 2 ans. . .	74. 2	459 1	75. 3	457. 2
De 2 ans à 3 ans. . .	83. 50	479. 9	82. 7	466. 5
De 4 ans à 5 ans . .	96. 3	498 1	94. »	488. 8
De 5 ans à 6 ans . .	110. 9	503. 25	100. 4	490. 9

L'examen comparatif du diamètre donne les mêmes résultats que celui des circonférences horizontales.

CHAPITRE V

Un des points qui nous paraissent les plus dignes d'attention est l'étendue des variations individuelles dans le même âge.

Autour des moyennes que nous donnons, on trouve des oscillations considérables; dans chacune de nos séries, il existe, à côté d'un grand nombre de cas moyens, des cas extrêmes encore assez nombreux, et s'écartant assez des premiers pour empiéter non seulement sur la série voisine, mais sur deux ou trois des séries avoisinantes ; par exemple, les plus grosses têtes de deux à trois ans dépassent par la plupart de leurs dimensions les moyennes de trois à quatre ans et même de quatre à cinq, tandis que les plus petites sont bien inférieures aux moyennes d'un an à deux.

Pour fixer les idées, disons que, dans une même série, la différence entre les diamètres transverses les plus grands et les plus petits peut aller jusqu'à 31 millimètres; pour les diamètres antéro-postérieurs, elle peut atteindre

39 millimètres. Pour les circonférences horizontales elle se chiffre par 6,7,8 et même 9 centimètres. Faisons remarquer en passant qu'une différence de 90 millimètres entre deux circonférences horizontales n'est pas plus considérable, relativement, qu'un écart de 30 millimètres entre deux diamètres transverses, étant donné les longueurs absolues de ces dimensions.

Ces oscillations de part et d'autre de la normale se retrouvent à tous les âges de la vie ; elles nous ont même paru relativement plus considérables dans le premier âge.

On les trouve également quand on étudie la taille, pour laquelle, chez l'adulte, elles dépassent 30 centimètres. Tous les auteurs qui se sont occupés d'anthropométrie les ont remarquées : Quételet en fait mention dans son ouvrage, et c'est pour les faire rentrer dans la loi générale et les exprimer par un graphique, qu'il imagine de les représenter par une courbe binomiale.

C'est encore sur ces différences d'un sujet à l'autre que Bertillon fonde son système de signalements anthropométriques ; pour qu'une mensuration ait une grande valeur, à ce point de vue, deux conditions sont nécessaires : que les variations de la dimension mesurée soient considérables ; que cette dimension puisse être très exactement mesurée. Ainsi, les diamètres de la tête, qui offrent des écarts de 30 millimètres et sont mesurables à 1 millimètre près, sont supérieurs pour lui à la taille, dont les variations sont dix fois plus considérables, mais dont l'appréciation comporte des erreurs de plus de 2 centimètres.

A quoi tiennent ces différences que l'on peut remarquer entre deux individus de même âge, et tous deux bien conformés ?

Il nous a semblé qu'on pouvait invoquer deux causes principales : tantôt c'est la forme de la tête qui se modifie, et augmente l'une de ses dimensions au détriment des autres. Les quelques chiffres que nous donnons dans le tableau n° 2 feront comprendre notre pensée. Remarquons que les différences dans ce cas portent le plus souvent sur un diamètre, quelquefois sur les deux, l'un étant diminué, l'autre augmenté, et que les anomalies se traduisent par une différence dans l'indice céphalique.

Mais le plus souvent, c'est l'ensemble des dimensions de la tête qui augmente ou diminue, témoignant d'un développement général plus rapide ou plus lent de toute l'extrémité céphalique. Parfois la taille subit les mêmes vicissitudes ; c'est même le cas le plus fréquent, mais on pourrait citer plus d'une exception.

Les tableaux n°s 3 et 4 montreront clairement l'exactitude de ce que nous avançons.

(Voir les tableaux ci-après.)

J. BONNIFAY.

Tableau 2.   Têtes remarquables par l'une de leurs dimensions

Age	Taille	Circonférence horizontale	Demi-circonférence transversale	Demi-circonférence antéro-postérieure	Diamètre transverse	Diamètre antéro-postérieur	Indice céphalique
Naissance	46cm	340mm	200mm	210mm	85mm	116mm	73.28
—	49	360	235	220	100	110	90.90
1 an	86	468	295	285	129	160	80.6
4 ans	94	495	310	300	128	161	70.5
5 ans	106	515	330	310	155	166	93.37
6 ans	114	500	330	312	147	165	89. »
7 ans	111	510	325	310	152	170	89.4
7 ans	122	520	336	320	168	173	97.1
8 ans	123	525	330	342	167	179	92.8
10 ans	135	492	326	310	143	168	85.1
13 ans	140	545	330	325	142	190	74.7

Tableau 3.   Têtes généralement plus grosses que la normale

Age	Taille	Circonférence horizontale	Demi-circonférence transversale	Demi-circonférence antéro-postérieure	Diamètre transverse	Diamètre antéro-postérieur	Indice céphalique
Naissance	49ᵐᵐ 5	360mm	220mm	215mm	103mm	120mm	85.83
6 mois	66	465	285	290	124	158	78 48
2 ans	90	540	340	355	133	174	76.4
2 ans	95	485	335	300	144	164	87.8
5 ans	105	538	330	325	146	182	80.21
7 ans	118	35	328	320	142	190	74.7
8 ans	129	560	355	350	153	195	78.9
9 ans	126	545	340	345	152	184	82.6
11 ans	136	550	342	342	159	184	86.4
12 ans	145	552	320	340	146	194	77. »
13 ans	148	556	360	352	160	188	85.1
14 ans	160	560	330	340	158	180	87.7
24 ans	165	585	340	350	171	192	88.5
24 ans	165	572	340	350	154	200	77. »

Tableau 4. Têtes généralement plus petites que la normale

Age	Taille	Circonférence horizontale	Demi-circonférence transversale	Demi-circonférence antéro-postérieure	Diamètre transverse	Diamètre antéro-postérieur	Indice céphalique
Naissance	45cm	334mm	220mm	215mm	94mm	100mm	94. »
Naissance	49	324	210	205	88	110	80. »
6 mois	59	390	250	248	108	130	83.07
2 ans	71	438	275	295	118	136	86.5
3 ans	90	465	290	298	135	152	88.7
3 ans	87	460	310	305	135	152	88.7
5 ans	98	468	300	290	130	158	82.27
6 ans	100	485	300	305	130	168	78.3
7 ans	104	488	315	310	135	165	81.2
8 ans	113	490	320	315	140	156	89.7
9 ans	119	485	295	285	136	166	81.9
13 ans	130	510	325	310	150	172	87.2
13 ans	130	505	320	310	142	173	82. »
14 ans	143	500	315	310	140	170	82.3
23 ans	165	518	325	332	143	180	79.4

Mais s'il en est ainsi, si la tête se développe plus vite quand tout l'organisme prend un accroissement général plus considérable, et reste au contraire en retard dans les conditions opposées, ne peut-on pas trouver dans la taille la raison des variations individuelles de la tête, et se trouver ainsi ramené à des moyennes beaucoup plus exactes, à des groupes beaucoup plus uniformes d'individus ayant à la fois même âge, même taille, et même développement céphalique?

C'est ce que nous avons essayé de vérifier dans les tableaux qui suivent et dans lesquels les observations sont classées par taille, de 2 en 2 ou de 3 en 3 centimètres.

Il ne fallait pas s'attendre à voir disparaître toute variation individuelle ; c'eût été ignorer la complexité des lois biologiques ; mais nous pouvions espérer les voir diminuer. Malheureusement, nos mensurations, assez nombreuses pour donner pour chaque taille une moyenne suffisamment exacte, ne l'étaient pas assez pour fournir à cette nouvelle distribution. Aussi trouvera-t-on parfois des moyennes inexplicables ; par exemple, de quatre à cinq ans, les enfants ayant de 96 à 98 centimètres de taille auraient la tête plus grosse que ceux dont la stature atteint 1 mètre ; ces irrégularités prouvent tout simplement qu'il existe d'autres causes de variations individuelles, mais n'enlèvent pas leur valeur aux conclusions que l'on pourra tirer de l'examen de ces tableaux.

(Voir les tableaux ci-après.)

Tableau 5.   De la naissance à la fin de la première quinzaine

	Nombre de cas	Taille	Poids	Circonférence horizontale	Demi-circonférence transversale	Demi-circonférence antéro-postérieure	Diamètre transverse	Diamètre antéro-postérieur	Indice céphalique
Moyenne générale	59	49cm5	3k060	343mm9	213mm1	212mm5	93mm4	116mm3	80.44
Maxima	»	55. »	4. »	361. »	240. »	230. »	109. »	127. »	94
Minima	»	45. »	2.100	318. »	200. »	195. »	85. »	100. »	73.38
	1 (1)	44. »	»	315. »	190. »	200. »	85. »	104. »	81.73
	1 (1)	46. »	»	305. »	180. »	180. »	82 »	105. »	78.09
	4	45cm —46cm »	2.500	337. »	207. 5	211. 7	91. »	112. 5	81.14
Moyennes selon	15	47. » —48. »	2.920	338. 2	211. 1	209. 4	92. 4	114. 3	80.84
la taille	11	48. 6 — 49. 5	2.844	339. 3	212. 7	210. 5	92 »	112. 9	81.66
	17	50. » —51. »	3.132	348. »	213. 5	214. 5	95. 2	118. 3	80.49
	11	52. » —53. »	3.500	352. 5	216. 3	216. 2	93. 9	120. 6	77.96
	1	55cm	3.800	340. »	230. »	210. »	96. »	114. »	84. 2

(1) Les deux premiers sujets ont été exclus de la moyenne générale: nés un peu avant terme, ils étaient extrêmement chétifs.

Tableau 6.   De quinze jours à deux mois

	Nombre de cas	Taille	Circonférence horizontale	Demi-Circonférence transversale	Demi-Circonférence antéro-postérieure	Diamètre transverse	Diamètre antéro-postérieur	Indice céphalique
Moyenne générale	25	55cm 1	368mm7	223mm2	228mm6	99mm1	126mm3	78.20
Maxima		65	395. »	250. »	242 »	108. »	136. ·	84.55
Minima		50	336. »	210. »	210. »	91. »	116. »	70. ·
	7	50cm — 54cm	361. »	215. »	224. 7	96. »	124. 1	76.23
	3	53cm	353. 6	222. 6	229. 3	97. 3	124. 6	78.09
Moyennes selon	8	55cm — 56cm	364. 3	221. 7	225. 5	98. 1	124. 3	78.91
la taille	2	57cm	382. 5	232. 5	235. »	106. »	127 5	83.48
	3	59cm — 60cm	387. 3	233. ·	232. »	103. 3	132. 6	77.91
	2	61cm — 65cm	392. 5	235. »	240. »	104. »	133. 5	77.91

Tableau 7.

De trois mois à quatre mois

	Nombre de cas	Taille	Circonférence horizontale	Demi-Circonférence transversale	Demi-Circonférence antéro-postérieure	Diamètre transverse	Diamètre antéro-postérieur	Indice céphalique
Moyenne générale	18	58cm 7	388mm8	245mm5	246mm1	106mm»	132mm7	79.93
Maxima		68	420. »	270. »	270. »	120. »	147. »	86.33
Minima		52	330. »	220. »	224. »	95. »	122. »	73.07
Moyennes selon la taille	4	52cm — 54cm	372.5	223.5	235.2	99.2	126. »	78.83
	4	55 — 57	383.5	231.2	236.2	104.2	130.5	79.92
	4	59 — 60	377.7	245. »	249.2	108. »	131.7	82.27
	4	61 — 63	407.5	248. »	254. »	108.5	135.2	78.72
	2	66 — 68	417.5	260. »	266. »	114. »	143. »	79.89

Tableau 8.

De six mois à un an

	Nombre de cas	Taille	Circonférence horizontale	Demi-Circonférencé transversale	Demi-Circonférence antéro-postérieure	Diamètre transverse	Diamètre antéro-postérieur	Indice céphalique
Moyenne générale	21	66cm 09	429mm8	265. 8	267mm2	118mm2	145mm4	81.83
Maxima		80	465. »	285. »	290. »	127. »	158. »	89.05
Minima		59	390. »	240. »	248. »	108. »	130. »	73.41
	2	59	396. 5	257. »	264. »	112. »	131. »	84.47
	3	61cm — 62cm	419. »	265. »	268. »	117. »	140. 8	83.1
Moyennes selon	5	64cm — 65cm	429. »	261. »	261. 8	118. 6	146. 6	82.78
la taille	5	66cm — 67cm	443. 2	272. 6	272. »	120. 2	150. 6	79.86
	5	70cm — 71cm	438. »	269. 2	269. »	119. »	148. 8	80 14
	1	80cm	425. »	260. »	265. »	118. »	140. »	84.28

Tableau 9.

De un an à deux ans

	Nombre de cas	Taille	Circonférence horizontale	Demi-Circonférence transversale	Demi-Circonférence antéro-postérieure	Diamètre transverse	Diamètre antéro-postérieur	Indice céphalique
Moyenne générale	35	74^{cm}8	**459**^{mm}**7**	285^{mm}5	284^{mm}6	129^{mm}3	154. 3	83.95
Maxima		86. »	**488**. »	315. »	310. »	138. »	166. »	93.61
Minima		64. »	**430**. »	260. »	260. »	116. »	140. »	76.48
	5	64^{cm} — 69^{cm}	**443**. »	272. »	283. »	120. 8	153. »	78.92
	13	71 — 74	**459. 8**	287. 8	287. 1	128. 1	153. 9	83.36
	6	75 — 76	**454. 8**	281. 6	276. 6	131. 6	152. 5	85.23
Moyennes selon	3	77 — 78	**462. 6**	295. »	280. »	130. 3	153. 3	85.3
la taille	4	79 — 80	**465**. »	286. 2	290. »	134. 7	156. »	86.45
	2	82^{cm}	**477. 5**	302. 5	285. »	133. »	161. 5	82.3
	2	86	**450. 5**	285. »	277. 5	127. »	151. 5	84

Tableau 10.   **De deux ans à trois ans**

	Nombre de cas	Taille	Circonférence horizontale	Demi-Circonférence transversale	Demi-Circonférence antéro-postérieure	Diamètre transverse	Diamètre antéro-postérieur	Indice céphalique
Moyenne générale	44	83ᶜᵐ	473ᵐᵐ5	294ᵐᵐ3	296. 6	133ᵐᵐ3	161ᵐᵐ9	83 »
Maxima		95	540. »	340. »	355. »	144. »	175. »	92.3
Minima		69	438. »	265. »	265. "	118. »	136. »	75.3
	4	69ᶜᵐ — 71ᶜᵐ	458. »	286. 2	291. 2	128. 2	130. 2	85.6
	4	75 — 77	450. 7	286. 2	278. 5	129. 7	151. 7	85.5
	4	78ᶜᵐ	463. 2	277. 5	288. 7	130. 2	156. »	83 5
	6	80ᶜᵐ — 82ᶜᵐ	475. 2	289. 1	297. 5	132. 3	162. 3	81.5
Moyennes selon la taille	7	83 — 85	477. 1	306. 4	304. 2	133. 5	161. 2	82.8
	5	86 — 87	483. 4	299. »	301. »	137. 2	164. 6	83.4
	9	88 — 89	477. »	294. »	294. »	133. 5	163. 8	81.5
	4	90ᶜᵐ	496. »	303. »	309. »	134. »	166. »	80.5
	1	95	485. »	335 »	300. »	144. »	164. »	87.8

Tableau 11.

De trois ans à quatre ans

.	Nombre de cas	Taille	Circonférence horizontale	Demi-Circonférence transversale	Demi-Circonférence antéro-postérieure	Diamètre transverse	Diamètre antéro-postérieur	Indice céphalique
Moyenne générale	92	91cm 9	487mm4	304mm»	308mm1	136mm3	166mm2	83.32
Maxima		106. »	520. »	332. »	332. »	146. »	177. »	88. 6
Minima		83. »	465. »	268. »	275. »	122. »	152. »	72. 5
	7	83cm — 85cm	479. 4	295. 8	278. 5	131. 5	163. 2	81.15
	16	86 — 88	487. »	297. 5	307. 8	135. 7	171. 9	81.95
	23	89 — 91	484. 7	305. »	302. »	135. 3	165. 4	81.86
Moyennes selon	9	92 — 93	478. 6	302. 7	296. 6	134. 8	162. 1	83. 2
la taille	18	94 — 95	493. 3	307. 6	309. 2	137. 4	168. 3	81.47
	8	96 — 97	491. 8	311. 5	310. 8	139. 5	167. 3	82.86
	9	98 — 100	491. 6	305. »	301. 3	137. 4	168. »	81.96
	2	105 — 106	510. »	310. »	310. »	142. 5	168. »	84. 6

Tableau 12.

De quatre ans à cinq ans

	Nombre de cas	Taille	Circonférence horizontale	Demi-Circonférence transversale	Demi-Circonférence antéro-postérieure	Diamètre transverse	Diamètre antéro-postérieur	Indice céphalique
Moyenne générale	78	95cm7	495mm7	308mm7	308mm4	138mm»	169mm9	81 49
Maxima		105. »	520. »	340. »	335. »	152. »	184. »	90.5
Minima		86. »	460. »	290. »	290. »	128. °	154. »	72.8
	6	86cm — 89cm	488. »	309. »	308. »	134. »	165. »	82.1
	6	90 — 91	494. »	306. »	305. »	139. »	168. »	82.6
	13	92 — 93	492. 6	304. 6	312. 3	135. 7	169. 6	80.05
Moyennes selon la taille	15	94 — 95	498. «	314. 7	312. »	139. 3	169. 6	81.50
	16	96 — 98	493. 2	307. 1	304. 6	137. 7	177. 8	82.1
	13	99 —101	502. 2	310. 6	310. 9	139. 9	172. 5	81.06
	6	102 —103	494. 6	308. 3	302. 5	136. 6	173. 8	78.60
	3	104 —105	493. 3	303. 3	310. »	139. 6	170. 6	81.86

Tableau 13.   **De cinq ans à six ans**

	Nombre de cas	Taille	Circonférence horizontale	Demi-Circonférence transversale	Demi-Circonférence antéro-postérieure	Diamètre transverse	Diamètre antéro-postérieur	Indice céphalique
Moyenne générale	101	101cm25	**497**mm**8**	311mm1	310mm4	140mm4	171mm»	81.95
Maxima		112	**538.** »	340. »	340. »	155. »	184. »	94.41
Minima		87	**460.** »	270. »	280. »	126. »	156. »	71.50
	1	87	**478.** »	315. »	290. »	136. »	156. »	87.18
	6	91cm — 93cm	**490. 1**	301. 6	303. 3	135. 6	167. 5	80.94
	10	94 — 95	**487.** »	310. 5	310. »	137. »	168. 5	81.41
	6	96 — 97	**494. 6**	307. 5	308. 3	138. 1	168. 3	82.06
Moyennes selon la taille	12	98 — 99	**495. 5**	309. 5	319. »	137. 2	172. 3	79.95
	15	100 — 101	**495. 6**	311. 3	307. 6	138. 7	168. 2	82.57
	16	102 — 103	**497. 4**	306. 1	310. 6	139. 5	171. »	81.57
	17	104 — 105	**500. 8**	312. 9	311. 4	139. 7	170. 9	81.55
	7	106 — 107	**501. 1**	318. 2	312. 1	141. 4	169. 2	84.39
	11	108 — 112	**506. 3**	317. 4	318. 6	143. 8	173. 7	82.81

Tableau 14.

De six ans à sept ans

	Nombre de cas	Taille	Circonférence horizontale	Demi-Circonférence transversale	Demi-Circonférence antéro-postérieure	Diamètre transverse	Diamètre antéro-postérieur	Indice céphalique
Moyenne générale	85	106cm 8	**504mm 4**	315mm2	313mm2	141mm1	172mm8	81.73
Maxima		122. »	**530. »**	335. »	340. »	152. »	185. »	90.4
Minima		91. »	**475. »**	280. »	290. »	130. »	160. »	76. »
	3	91cm — 94cm	**505. »**	318. 3	323 3	140. 6	170. 6	81. »
	4	96 — 98	**496. 2**	312. 5	303. 7	138. 7	169. 2	81.92
	8	99 — 101	**504. 7**	315. 2	316. 5	139. 3	173. 3	81. »
	8	102 — 103	**508. 5**	317. 1	312. 8	141. 7	173. 6	81. 6
	9	104 — 105	**496. 4**	311. 4	308. 1	139. 2	168. 6	83.2
Moyennes selon la taille	14	106 — 107	**498. 3**	312. 2	311. 5	139. 9	171. 6	81.82
	14	108 — 109	**508. 7**	315. 8	318. 1	140. 7	176. 5	80.42
	7	110 — 111	**509. 8**	316. 3	315. »	142. 6	175. 4	81.93
	6	112 — 113	**510. »**	318. 6	315. 8	141. 1	173. 1	82.76
	7	114 — 115	**508. 4**	320. 1	315. 1	143. 5	173. 4	83.62
	4	116 — 117	**503. 7**	312. 5	304. 7	141. 5	169. 4	83.5
	1	122cm	**505. »**	320. »	295. »	140. »	172. »	81.3

Tableau 45.   De sept ans à hu ans

	Nombre de cas	Taille	Circonférence horizontale	Demi- Circonférence transversale	Demi- Circonférence antéro-postérieure	Diamètre transverse	Diamètre antéro-postérieur	Indice céphalique
Moyenne générale	63	115cm — 3	511mm6	319mm2	317mm8	143 7	175.mm	82.13
Maxima		128 — »	540. »	345. »	360. »	152. »	190. 2	89.4
Minima		104 — »	488. »	300. »	290. »	135. »	165. »	70. »
	8	104 — 108	503. »	313. 7	316. 8	141. 1	174. 8	80.47
	13	109 — 112	509. 5	315. 8	316. »	143. »	174. 6	82.38
	9	113 — 114	511. 7	319. 4	320. 8	143. 6	175. 6	80.42
Moyennes selon	6	115 — 116	511. 8	312. 8	310. 5	144. 5	174. 5	82. »
la taille	8	117 — 118	510. 8	322. »	316. 6	144. »	174. 3	82.52
	8	119 — 120	517. 5	322. 5	319. 3	145. 8	176. »	83 02
	7	121 — 124	514. »	330. »	320. 7	145. 5	174. 8	83.75
	4	125 — 128	521. 2	325. 7	323. 7	145. »	179. »	81.5

Tableau 16.

De 8 ans à 9 ans

	Nombre de cas	Taille	Circonférence horizontale	Demi-Circonférence transversale	Demi-Circonférence antéro-postérieure	Diamètre transverse	Diamètre antéro-postérieur	Indice céphalique
Moyenne générale	54	119ᶜᵐ — »	514ᵐᵐ1	321ᵐᵐ9	319ᵐᵐ7	144ᵐᵐ3	176ᵐᵐ1	81.91
Maxima		130 — »	560. »	355. »	350. »	167 »	195. «	92.8
Minima		108 — »	490. »	295. »	300. »	134 »	156. «	76.2
	6	108 — 110	503. 6	317. »	313. 3	143. 8	170. 8	84.4
	5	111 — 113	504. 4	314. 4	314. 4	141. 6	171. »	82.92
	6	114 — 116	509. 1	321. 6	325. »	142. 3	178. 5	82.28
Moyennes selon	7	117 — 119	516. »	321. 7	313. 5	144. 5	175. 7	82.21
la taille	14	120 — 122	517. »	320. 4	322. 5	144. 7	179. »	80.87
	5	123 — 125	513. »	317. 8	319. 2	146. 6	175. »	83.46
	7	126 — 129	528. 7	335. 4	326. »	147. »	182. »	80.37
	4	130 — 138	520. »	328. 7	325. »	147. 2	177. »	83.15

Tableau 17.   De neuf ans à dix ans

	Nombre de cas	Taille	Circonférence horizontale	Demi-Circonférence transversale	Demi-Circonférence antéro-postérieure	Diamètre transverse	Diamètre antéro-postérieur	Indice céphalique
Moyenne générale	77	124cm4	514mm7	319mm6	320mm5	144mm2	176mm4	81.72
Maxima		139	545. »	345 »	350. »	160. »	190. »	90. 4
Minima		108	485. »	290. »	285. »	134. »	164. »	72. 8
	2	108cm — 110cm	517mm5	317mm5	320mm	143mm	180mm	79. 4
	4	115 — 118	508. 7	316. 2	317. 5	144. »	176. 5	81.95
	11	119 — 120	509. 9	310. 7	310. 9	140. 3	175. 8	80. 3
	12	121 — 122	513. 4	319. 5	319. 8	144. »	175. 8	81.58
Moyennes selon la taille	9	123 — 124	518. 5	321. 8	324. 4	144. 8	178. »	80. 8
	15	125 — 126	515. 4	322. 3	323. 2	145 5	176. 3	82.38
	8	127 — 128	514. 5	320. 6	321. 1	145. 6	175. 4	82.88
	7	129 — 130	512. 5	324. »	322. 1	145. 2	174. 1	83.85
	6	131 — 133	523. 6	323. »	325. 5	144. 8	179. 6	79.65
	3	134 — 139	517. 3	318. 3	323. 3	145 6	177. »	83. 8

Tableau 18.   De dix ans à onze ans

	Nombre de cas	Taille	Circonférence horizontale	Demi-Circonférence transversale	Demi-Circonférence antéro-postérieure	Diamètre transverse	Diamètre antéro-postérieur	Indice céphalique
Moyenne générale	58	129cm8	519mm8	326mm1	323mm5	146mm6	177. 1	82.90
Maxima		137. »	545. »	350. »	355. »	166. »	190. »	91 7
Minima		116. »	492. »	295. »	300. »	135. »	167. »	72
	2	116cm — 119cm	525. »	335. »	337. 5	142. 5	179. »	79.6
	5	123 — 124	514. 8	313. 6	325. »	149. 8	177. »	81.08
	8	125 — 126	520. 8	327. 6	323. 1	145. »	178. 8	80.9
Moyennes selon	6	127 — 128	519. »	323. 3	326. 16	143. 1	177. 8	80.08
la taille	12	129 — 130	515. 5	323. 8	317. 9	146. 4	174. 5	83.93
	8	131 — 132	518. 8	325. 6	323. 1	146. 3	176. 5	82.92
	8	133 — 134	525. 8	329. 7	319. 3	151. 1	178. »	84.9
	9	135 — 137	523. 8	332. 1	329. 6	149. »	178. 2	83.66

Tableau 19.   De onze ans à douze ans

	Nombre de cas	Taille	Circonférence horizontale	Demi-Circonférence transversale	Demi-Circonférence antéro-postérieure	Diamètre transverse	Diamètre antéro-postérieur	Indice céphalique
Moyenne générale	84	135cm	521^{mm}1	324^{mm}5	322^{mm}7	145^{mm}7	177^{mm}5	82. »
Maxima		150	560. »	348. »	350. »	159. »	196. »	90.4
Minima		119	465. »	300. »	395. »	132. »	164 »	74.7
	6	119cm — 125cm	518. 3	322. 1	326. 3	145. 5	174. 3	82.5
	5	126 — 128	513. 6	326. »	329. »	143. 2	174. 3	82.2
	9	129 — 131	514. 2	323. 5	324. 2	147. »	174. 2	84.33
	24	132 — 134	520. 2	323 1	320. 8	145. 9	176. 9	82.3
Moyennes selon la taille	11	135 — 137	525. »	328. 6	322 4	147. 5	178. 4	82.73
	10	138 — 140	522. 7	327. 6	317. 3	146. 4	178. 4	81.87
	15	141 — 143	527. »	323. 5	326. 2	144. 2	181. 7	79.47
	4	144 — 150	520. »	321. 1	320. »	145. 2	178. 2	82.27

Tableau 20.   De douze ans à treize ans

	Nombre de cas	Taille	Circonférence horizontale	Demi- Circonférence transversale	Demi- Circonférence antéro-postérieure	Diamètre transverse	Diamètre antéro-postérieur	Indice céphalique
Moyenne générale	59	139ᵐ f	529ᵐᵐ7	328ᵐᵐ7	325ᵐᵐ9	147ᵐᵐ8	180. 1	82.35
Maxima		154	565. »	355. »	355. »	160 »	194. »	92.5
Minima		120	498. »	300. »	300. »	136. »	162. »	75.2
	2	120cm — 124cm	512 5	335 »	335. »	147. »	173. »	84.95
	3	128 — 129	515. »	324. 3	322. 3	144. 3	183. 3	81.73
	3	130 — 131	515. 3	325. 3	321. 6	144. »	175. 3	82.46
	2	133 — 134	516. »	321. »	320. »	142. »	178. 5	79.50
	10	135 — 136	526. 5	326. 5	327. 3	148. 4	178. 6	82 08
Moyennes selon	7	137 — 138	534. 4	336 3	327. 1	147. 4	180. 1	83 72
la taille	11	139 — 140	530. 8	329. 6	323. 8	149 8	180. 2	82 74
	3	141 — 142	527. 6	330. »	326. 6	147. 6	181. »	81.46
	4	143 — 144	518. 5	325. »	324. 75	149. »	177. »	85.05
	7	145 — 146	536. 4	328. 1	332. »	148. 8	183. 2	80.92
	3	147 — 148	525. 6	326. 6	313. 6	146. 3	179. 6	81.46
	4	151 — 154	540. 2	337. 5	328. »	150. 5	185. »	81 32

Tableau 21.

De treize ans à quatorze ans

	Nombre de cas	Taille	Circonférence horizontale	Demi-Circonférence transversale	Demi-Circonférence antéro-postérieure	Diamètre transverse	Diamètre antéro-postérieur	Indice céphalique
Moyenne générale	42	143cm3	533mm1	331mm »	324mm9	148mm5	178mm »	82.47
Maxima		168. »	564. »	370. »	360. »	160. »	192. »	91.9
Minima		130. »	505. »	310. »	305. »	140. »	179. »	74.7
	4	130cm — 132cm	513. 7	330. »	313. 7	147. 5	174. 7	84.3
	5	133 — 135	525. 2	325. 4	321. »	148. 2	178. »	83.52
	4	137 — 138	529. 2	326. 2	330. 5	146. 5	180. 7	81. »
	4	139 — 140	531. 2	336. 2	321. 2	147. 2	182. »	81 02
	4	142 — 143	523. 2	328. »	317. 5	146. 7	179. 2	82. »
Moyennes selon	2	144 — 145	527. 5	335. »	325. »	153 »	178. »	86.05
la taille	5	146 — 147	524. 4	322. 6	322. 4	147. 4	179. »	82.3
	4	148 — 149	541. 7	337. »	334. 2	150. 5	185. 5	81.25
	6	150 — 151	531. 3	329. 5	324. 1	148. 3	180. 6	82.25
	2	152 — 153	540. »	332. 5	327. 5	151. »	185. »	81.55
	1	158cm	550. »	350. »	350. »	153. »	184. »	83.1
	1	168	564. »	370. »	360. »	156 »	187. »	83.9

Tableau 22. *De quatorze ans à dix-sept ans*

	Nombre de cas	Taille	Circonférence horizontale	Demi- Circonférence transversale	Demi- Circonférence antéro-postérieure	Diamètre transverse	Diamètre antéro-postérieur	Indice céphalique
Moyenne générale	49	159cm 5	540cm 8	339mm 6	232mm 8	152mm 2	182mm 4	83.27
Maxima		177	575. »	365. »	360. »	169. »	194 »	89.4
Minima		138	500. »	310. »	310. »	140. »	170. »	76. »
	5	138cm — 139cm	522. »	329. 4	324. 6	149. 4	177. 2	83.98
	4	142 — 145	518. 5	321. 2	320. 7	146. 5	174. »	84.45
	4	146 — 148	536. 7	334. 2	328. 5	151. 2	181. 2	83.9
	6	150 — 153	546. 3	339. 5	328. 8	154. 3	184. 5	83.6
Moyennes selon	5	154 — 156	538. 6	341. »	334. »	152. 2	180. 6	84.3
la taille	7	157 — 159	538. 1	336. 8	329. 2	150. 5	182. 1	82.6
	6	160 — 162	552. 5	347. 5	340. 8	153 8	185. 5	82.9
	3	161 — 166	546 6	346 6	343. 3	152. »	185. 3	82. »
	8	168 — 172	552. 2	348. 8	338. 1	155. 1	185. »	83.33
	1	177cm	560. »	360. »	360. »	151. »	190. »	79.4

Tableau 23. De vingt-deux ans à vingt-quatre ans

	Nombre de cas	Taille	Circonférence horizontale	Demi-Circonférence transversale	Demi-Circonférence antéro-postérieure	Diamètre transverse	Diamètre antéro-postérieur	Indice céphalique
Moyenne générale	50	164cm3	549mm6	338mm1	336mm »	158mm2	185mm9	82.42
Maxima		177	572. »	358. »	358. »	163. »	200. »	96.3
Minima		154	518. »	310. »	310. »	142. »	176. »	73.3
	3	154cm — 155cm	551. »	341. 6	343. 3	157. 6	185. 3	85.06
	6	156 — 158	550. 5	342. 3	332. 8	158. »	182. 8	86.46
	5	159 — 161	540. 4	326. »	325. 6	149. »	185. 2	80.36
Moyennes	11	162 — 164	552. 8	336. 6	336. »	152. »	189. 1	80.12
selon la taille	12	165 — 167	552. 4	340. »	341. 6	154. 2	186. 1	83.13
	7	169 — 170	549. 8	335. 8	334. 8	152. 3	186. 4	81.62
	4	171 — 173	545. 5	343. 2	328. 7	154. 7	183. 2	84.42
	2	176 — 177	547. 5	345. »	346. 5	152. »	183. 5	82.8

D'une manière générale, nous voyons, dans la plupart
de ces tableaux, les dimensions de la tête croître avec la
taille dans des proportions presque égales, ce qui tend à
démontrer que ces deux parties se développent en
général parallèlement.

Remarquons pourtant que c'est surtout dans le jeune
âge que ce parallélisme se fait sentir. Chez les sujets âgés
il y a beaucoup plus d'irrégularité; il semble que le facteur
individuel prenne de l'importance à mesure que l'on
s'avance vers l'âge mûr.

Dans chaque âge même, les tailles extrêmes paraissent
se soustraire à cette loi : peut-être faut-il accuser le petit
nombre de ces cas extrêmes dans notre statistique.

La comparaison de ces tableaux entre eux donne lieu à
une remarque de quelque intérêt. Il y a, dans les tableaux
voisins, des enfants de même taille, bien que d'âges différents. Quelquefois il y a, entre ces groupes égaux par la
taille, égalité dans les dimensions céphaliques ; mais
souvent les enfants plus âgés présentent une moyenne
plus forte, et très rarement ils restent au-dessous.

Dans tous les cas, nous pouvons affirmer par l'examen
de nos statistiques que, chez les sujets de même taille,
mais d'âge différent, les variations individuelles ne sont
pas plus considérables que chez des sujets de même âge,
mais de taille différente.

Un problème intéressant de médecine légale peut ici se
poser : Un sujet étant donné, peut-on par les dimensions
de sa tête déterminer son âge, au moins approximativement ?

Établissons d'abord que c'est seulement pendant la
période de croissance que ce problème peut être résolu.

Passé vingt et un ans, la mensuration du crâne ou de la tête ne nous fournirait plus que des données sans précision. Mais avant cet âge, les tables que nous donnons permettront facilement de fixer l'âge à trois années près. Nous croyons qu'on courrait de très grands risques d'erreur en donnant une approximation plus exacte.

Si l'on connaît en même temps la taille du sujet, on pourra préciser un peu plus, mais sans jamais fixer l'année exacte.

De même, la détermination de la taille au moyen des diamètres connus de la tête ne devra jamais se faire qu'avec beaucoup de prudence, il faudra toujours laisser au moins 20 centimètres pour une erreur possible d'appréciation.

CHAPITRE VI

LA TÊTE DANS LES DEUX SEXES. — ÉVOLUTION
MORPHOLOGIQUE DE LA TÊTE

Nous avons dit quelques mots déjà des différences que présente la tête dans l'un et l'autre sexe. D'après les chiffres que nous avons donnés de la taille et de la grande circonférence, prises chez les filles de la naissance à six ans, on a pu voir que si à la naissance elles n'ont que peu de différence avec les garçons, cette différence s'accroît au profit de ceux-ci, mais toujours dans une faible proportion.

Nous regrettons de ne pouvoir poursuivre plus loin cette étude au moyen de nos documents personnels. La crainte, peut-être exagérée, des causes d'erreur nous en a empêché. Qu'on nous permette de reproduire les conclusions de l'intéressant travail de Gérald M. West, publié dans la revue *Science*, du 6 janvier 1893, et portant sur 3 250 enfants âgés de cinq à vingt et un ans, pris dans les diverses écoles de Worcester.

D'après cet auteur, les filles ont toujours la tête plus petite que les garçons, mais les différences entre les sexes ne sont pas constantes. Vers onze ou douze ans, cette différence diminue et n'est plus pour la longueur de la tête que de 3 millimètres au lieu de 6 qu'on trouvait auparavant.

Après treize ans, la différence s'accuse de nouveau et devient de 7 millimètres.

A dix-huit ans, la croissance paraît achevée chez les filles tandis qu'elle continue jusqu'à vingt et un ans chez les garçons.

L'étude de la largeur de la tête, conduit aux mêmes conclusions; la taille suit une évolution analogue. Toujours on trouve cette période de onze à treize ans, dans laquelle les filles prennent un rapide développement, même leur taille à ce moment l'emporte sur celle des garçons, mais pour redevenir bientôt inférieure et cesser de croître à dix-huit ans.

Ces conclusions ne concordent pas avec celles que l'on peut tirer des tables de Quételet. Nous y voyons toutes les dimensions de la tête, aussi bien que la taille, continuer à augmenter chez la femme comme chez l'homme jusqu'à vingt et même jusqu'à vingt-cinq ans. Mais nous ne saurions insister sur ces faits, n'étant pas en mesure de les contrôler par nous-même.

L'évolution morphologique du crâne, c'est-à-dire l'ensemble des modifications que subit sa forme générale, nous arrêtera encore quelques instants. Cette forme, ainsi que nous l'avons expliqué plus haut, s'exprime en anthropométrie par l'indice céphalique. Or, l'examen attentif des indices moyens, aux différents âges de la vie nous montre, avec bien des irrégularités, une très légère augmentation de ces indices, c'est-à-dire une évolution de la dolichocéphalie vers la brachycéphalie, de la naissance à deux ans. L'indice moyen qui est de 80,44 à la naissance, s'abaisse au-dessous de ce chiffre pendant la première année, puis remonte et, de deux à vingt-quatre ans, nous le trouvons assez régulièrement aux environs de 83.

L'examen des chiffres extrêmes qui peuvent exprimer cet indice ne nous donne aucune indication précise, car ils varient très irrégulièrement à tous les âges.

Malgré l'évolution des moyennes de la naissance à la deuxième année, et en raison du peu d'étendue des écarts que présentent ces moyennes, nous croyons qu'il serait prématuré de conclure à la dolichocéphalie de l'enfant nouveau-né. La question, du reste, est en suspens depuis longtemps. Tandis que pour Welcker et Schaaffhausen le crâne à la naissance, chez l'enfant à terme, est toujours dolichocéphale, pour Lecourtois, on peut rencontrer, dès cette période de la vie, et même chez le fœtus non à terme, toutes les formes possibles. L'enfant posséderait dès sa naissance la formule crânienne qu'il doit garder toute sa vie. S'il fallait opter pour une des deux opinions en présence, c'est à la dernière que nous nous rattacherions. Mais on ne peut nier non plus que quelques particularités du développement ne viennent à un certain moment de la vie modifier la forme de la boîte osseuse. Nous avons signalé déjà le développement des sinus frontaux, qui allonge le diamètre antéro-postérieur. Mais il est fort possible que le développement des cellules mastoïdiennes fasse croître en même temps le diamètre transverse. Les bosses frontales et pariétales sont relativement plus volumineuses chez l'enfant que chez l'adulte: aussi, comme nous l'avons déjà fait remarquer, trouve-t-on généralement vers la deuxième année une circonférence horizontale supérieure à celle qui fait l'objet des mensurations des anthropologistes, et passant un peu plus haut, au niveau des bosses frontales. De même, le diamètre antéro-postérieur partant du point métopique est plus grand à cet âge que celui qui part de la glabelle.

Malgré toutes ces modifications partielles, l'évolution de la tête n'en a pas moins une régularité qui l'emporte sur celle des autres parties du corps, et qui lui donne, au point de vue anthropométrique, autant d'importance qu'elle en a au point de vue anthropologique par la noblesse de ses fonctions.

CONCLUSIONS

I. — Le développement de la tête est d'autant plus rapide qu'on le considère à une époque plus rapprochée de la naissance. Il est toujours moins rapide que celui de la taille. Il est très lent à partir de quinze ans, mais paraît se prolonger au delà de la vingtième année.

II. — Ce développement subit des alternatives d'activité et de ralentissement. La période de plus grande activité va de la naissance à quatre ans. On note en général des périodes secondaires vers sept ans et à la puberté.

III. — Chez les sujets de même âge, on constate des variations très étendues dans les dimensions de la tête. La circonférence horizontale nous a semblé être de toutes les dimensions mesurées sur la tête celle qui subit le moins ces variations.

IV. — D'après ce que nous avons observé, ces variations dans le volume de la tête chez des sujets de même âge, ont un certain rapport avec les variations de la taille.

V. — Chez des sujets de même taille, mais d'âge différent, les dimensions de la tête sont très variables ; les têtes les plus grosses appartiennent en général, mais non toujours, aux sujets les plus âgés.

VI. — En dehors de l'âge et de la taille, chez des sujets d'ailleurs sains et normalement constitués, il existe d'autres facteurs qui font varier le volume de la tête.

VII. — La connaissance des dimensions de la tête ne peut servir à apprécier l'âge d'un sujet que d'une façon très approximative. L'indication devient plus précise si en même temps que les dimensions de la tête, on peut connaître la taille du sujet.

VIII. — Pour un même âge, et dans les mêmes conditions de milieu, les filles ont la tête plus petite que les garçons.

IX. — Au cours de son évolution, la tête subit des modifications de détail qui ne paraissent pas porter atteinte à sa forme générale. On ne peut pas dire qu'il y ait évolution constante de la brachycéphalie vers la dolichocéphalie, ou réciproquement.

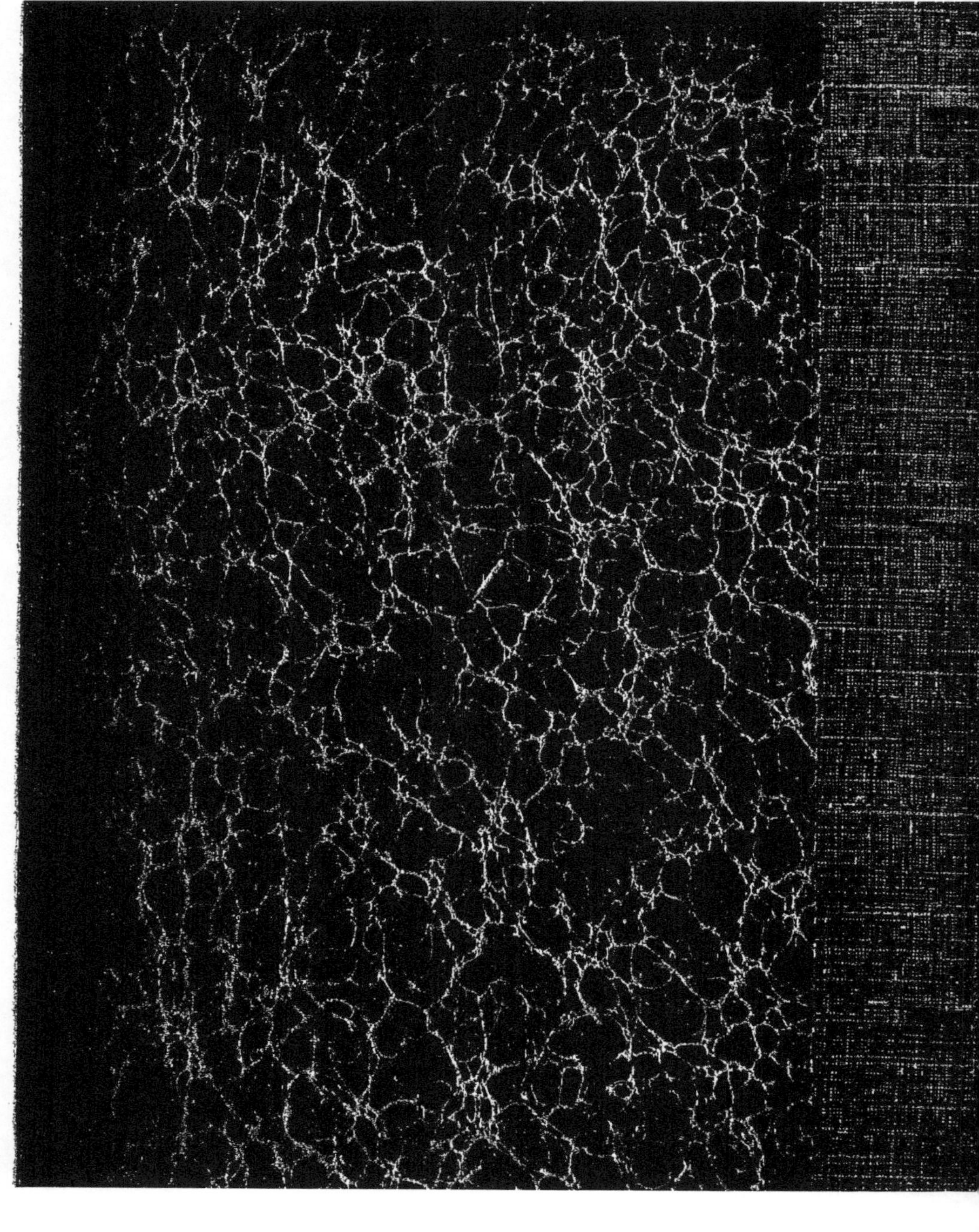

www.ingramcontent.com/pod-product-compliance
Ingram Content Group UK Ltd.
Pitfield, Milton Keynes, MK11 3LW, UK
UKHW020328130726
13696UKWH00003B/1219